国家卫生和计划生育委员会“十三五”规划教材配套教材
全国高等学校配套教材

供康复治疗学专业用

神经康复学
实训指导

主　审　倪朝民
主　编　胡昔权

编　者（以姓氏笔画为序）
王　龙（长治医学院附属和平医院）
刘　波（黑龙江中医药大学附属第二医院）
许业松（皖南医学院弋矶山医院）
孙莉敏（复旦大学附属华山医院）
李　哲（郑州大学第五附属医院）
吴　霜（贵州医科大学附属医院）
陈　颖（海南医学院第一附属医院）
胡昔权（中山大学附属第三医院）
姜永梅（大连医科大学附属第二医院）
洪永锋（安徽医科大学第二附属医院）
倪朝民（安徽医科大学附属省立医院）
梁庆成（哈尔滨医科大学第二临床医学院）

人民卫生出版社

图书在版编目（CIP）数据

神经康复学实训指导 / 胡昔权主编 .—北京：人民卫生出版社，2018

全国高等学校康复治疗专业第三轮规划教材配套教材

ISBN 978-7-117-27317-6

Ⅰ . ①神…　Ⅱ . ①胡…　Ⅲ . ①神经系统疾病 – 康复医学 – 医学院校 – 教学参考资料　Ⅳ . ① R741.09

中国版本图书馆 CIP 数据核字（2018）第 196087 号

神经康复学实训指导

主　　编：胡昔权
出版发行：人民卫生出版社（中继线 010-59780011）
地　　址：北京市朝阳区潘家园南里 19 号
邮　　编：100021
E - mail：pmph @ pmph.com
购书热线：010-59787592　010-59787584　010-65264830
印　　刷：保定市中画美凯印刷有限公司
经　　销：新华书店
开　　本：787 × 1092　1/16　　**印张：**4.5
字　　数：115 千字
版　　次：2018 年 3 月第 1 版　2025 年 2 月第 1 版第 6 次印刷
标准书号：ISBN 978-7-117-27317-6
定　　价：18.00 元

前言

神经系统疾病是常见病、多发病，是临床上致残的主要疾病之一，可导致运动、言语、认知、吞咽等各种功能障碍。随着康复医学的进展及患者对生活质量要求的提高，神经康复学得到了快速的发展，神经康复从业人员也在逐年增加。神经康复治疗学是一门实践性要求很强的专业，优秀的神经康复治疗师不仅要有扎实的神经康复理论知识，也应具备过硬的实际动手能力，从而使患者得到满意的康复效果。因此，提高实践能力对于神经康复工作及学习至关重要。

为配合卫计委"十三五"规划教材《神经康复学》第3版教材中的实践内容教学，满足神经康复学教学中实习操作课程讲授和见习的需要，并指导神经康复治疗实际工作，在倪朝民教授的指导下，我们组织第3版《神经康复学》教材编写组成员，根据实际工作和教学中的经验，依据《神经康复学》主干教材，编写了这本《神经康复学实训指导》。编写组成员既是教材的编写者，又是教学实践者，而且都具有丰富的神经康复工作经验。

本书是第3版《神经康复学》配套教材，目录编排顺序与主干教材基本一致。为了便于教学，每种神经疾患的康复实训按照实训目的、评定用具与量表、实训方法和内容、注意事项、实训报告的内容逐一展开编写。实训报告是供学生在实习课后进行总结并反馈给带教教师，以便于教师对实训效果进行评价。在此基础上，又增加了"思考题"和"案例"，目的在于使学生能够对所实习内容加深理解，扩展知识范围，与临床工作相衔接。

本书首次作为《神经康复学》配套教材，全面介绍了神经系统常见疾患与常见病症的康复治疗实训方法，难免会存在疏漏甚至错误之处，希望能得到广大读者的反馈，以便再版时进一步完善，使其不仅能更好地服务于教学，也能更好地指导神经康复实践。

胡昔权

2018年2月

目录

第一章　脑卒中康复

【实训目的】

通过本章的实训，使学生对脑卒中（stroke）的康复评定及康复治疗方法有较好的理解及掌握，并且能对实际病例进行针对性分析、判断，采用确切的康复评定方法和恰当地进行康复治疗。要求如下：

1. 掌握脑卒中的主要功能障碍，运动功能评定和日常生活活动能力评定；康复目标，康复时机选择，康复治疗的基本原则；预防下肢深静脉血栓形成、褥疮、坠积性肺炎等并发症。

2. 熟悉脑卒中的定义、危险因素和临床特点；Fugl-Meyer 评定法；物理治疗，言语治疗，吞咽治疗；康复结局的影响因素和健康教育。

3. 了解格拉斯哥昏迷量表；脑卒中患者临床神经功能缺损程度评分标准；美国国立研究院脑卒中评定量表。

【评定用具与量表】

1. 手表、笔、纸、橡皮、尺子等。

2. 格拉斯哥昏迷量表（GCS）、脑卒中患者临床神经功能缺损程度评分、Brunnstrom 运动功能评定量表、Fugl-Meyer 评定量表、Barthel 指数。

3. 脑卒中患者案例的简要病历。

【实训方法和内容】

一、实训方法

（一）指导学生分组对本章节提供的脑卒中案例进行分析讨论。讨论内容：脑卒中发生的危险因素、临床特征、功能障碍、康复评定、康复目标以及康复治疗方法、常见临床问题的处理，预测可能的康复结局，提出指导意见。

（二）采集病史、查体、实施康复评定，发现患者的功能障碍及其程度。

（三）评估病情，制定康复治疗目标、计划与具体实施方案，交代康复治疗中的注意事项。

（四）学生每 2 人一组，进行角色扮演，一人扮演患者，一人扮演治疗师。模拟治疗师进行病史询问，进行康复评定和制定康复治疗的具体措施。

二、实训内容

（一）根据提供的案例了解脑卒中患者常见的功能障碍

1. 感觉和运动功能障碍　偏身感觉（浅感觉和深感觉）障碍、一侧视野缺失（偏盲）和偏身运动障碍。

2. 交流功能障碍 失语、构音障碍等。

3. 认知功能障碍 记忆力障碍、注意力障碍、思维能力障碍、失认等。

4. 吞咽功能障碍

5. 心理障碍 焦虑、抑郁等。

6. 其他功能障碍 二便控制障碍、性功能障碍、日常生活及社会参与受限等。

（二）针对上述功能障碍进行康复评定

1. 脑损害严重程度的评定

（1）格拉斯哥昏迷量表（Glasgow Coma Scale，GCS）。

（2）脑卒中患者临床神经功能缺损程度评分标准。

（3）美国国立研究院脑卒中评定量表（NIH stroke scale，NIHSS）。

2. 运动功能评定

（1）Brunnstrom 运动功能评定方法。

（2）Fugl-Meyer 评定法。

3. 日常生活活动能力的评定

（1）Barthel 指数。

（2）功能独立性评定（functional independence measure，FIM）。

4. 生存质量（quality of life，QOL）评定 常用量表有生活满意度量表、WHO-QOL100 和 SF-36 等。

5. 其他功能障碍的评定 其他功能障碍的评定还有感觉功能评定、认知功能评定、失语症评定、构音障碍评定和心理评定等。

（三）选择合适的康复时机

脑卒中生命体征稳定 48 小时，原发神经病学疾患无加重或有所改善。

（四）根据功能障碍及评定结果制订康复目标

1. 总体目标 采用一切有效措施预防脑卒中后可能发生的并发症，改善受损的功能，提高患者的日常生活活动能力和适应社会生活的能力，即提高脑卒中患者的生存质量。

2. 急性期康复目标 通过被动活动和主动参与，促进偏瘫侧肢体肌张力的恢复和主动活动的出现，以及肢体正确的摆放和体位的转换，预防可能出现的褥疮、关节肿胀、下肢深静脉血栓形成、泌尿系和呼吸道的感染等并发症。

3. 恢复早期康复目标 除前述的预防常见并发症和脑卒中二级预防以外，应抑制肌痉挛、促进分离运动恢复，加强患侧肢体的主动活动，并与日常生活活动相结合，注意减轻偏瘫肢肌痉挛的程度和避免加强异常运动模式。同时，针对患者其他方面的功能障碍配合相应的康复治疗。

4. 恢复中期康复目标 加强协调性和选择性随意运动为主，并结合日常生活活动进行上肢和下肢实用功能的强化训练，同时注意抑制异常的肌张力。

5. 恢复后期康复目标 抑制痉挛，纠正异常运动模式，改善运动控制能力，促进精细运动，提高运动速度和实用性步行能力，掌握日常生活活动技能，提高生存质量。

6. 后遗症期康复目标 加强残存和已有的功能，即代偿性功能训练，包括矫形器、步行架和轮椅等的应用，以及环境改造和必要的职业技能训练，以适应日常生活的需要。

（五）实施康复治疗方案

1. 康复治疗原则

（1）选择合适的病例和早期康复时机。

（2）康复治疗计划是建立在功能评定的基础上，由康复治疗小组共同制订，并在其实施过程中酌情加以调整。

（3）康复治疗贯穿于脑卒中治疗的全过程，做到循序渐进。

（4）综合康复治疗要与日常生活活动和健康教育相结合，并有脑卒中患者的主动参与及其家属的配合。

（5）积极防治并发症，做好脑卒中的二级预防。

2. 康复治疗方案

（1）康复治疗：①急性期：体位与患肢摆放、偏瘫肢体被动活动、床上活动、运动想象疗法、物理因子治疗、中国传统疗法等；②恢复早期：床上与床边活动、坐位活动、站立活动、减重步行训练、机器人辅助下步行训练、平行杠内行走、室内行走与室外活动、强制性使用运动疗法、物理因子治疗、中国传统疗法、作业治疗、步行架与轮椅的使用、言语治疗、认知功能训练、吞咽治疗等；③恢复中期：上肢和手的治疗性活动、下肢的治疗性活动、作业性治疗活动、言语治疗、认知功能训练、吞咽治疗等；④恢复后期：上肢和手的功能训练、下肢功能训练、日常生活活动能力训练、言语治疗、认知功能训练、吞咽治疗、心理治疗、支具和矫形器的应用等；⑤后遗症期：代偿性功能训练、误用综合征和废用综合征的防治等。

（2）防治并发症：肩手综合征、肩关节半脱位、肩部软组织损伤的处理；痉挛与挛缩的治疗；下肢深静脉血栓的防治；肺炎、尿路感染、褥疮的预防等。

（六）预判功能结局

常见的影响预后的因素有：年龄、合并症与继发性功能损害、病灶部位与严重程度、早期与综合康复治疗的实施、家庭与社会的参与等。这些影响因素有助于脑卒中患者预后的预测。此外，Brunnstrom 运动功能恢复分期、Fugl-Meyer 运动功能评定、FIM 量表和 Barthel 指数，以及反映神经功能缺损的脑卒中量表如 NIHSS 等和多元回归数学模型等方法均可预测脑卒中预后。

【注意事项】

1. 注意药物治疗与康复治疗的配合，对患者的陪护人员进行必要的指导。
2. 在评定和治疗操作中加强对患者的监管和保护，避免意外事件发生。
3. 注意心理疏导，取得患者信任，增加依从性。
4. 训练要循序渐进，避免患者疲劳。

【实训报告】

根据本章节提供的患者案例，写出本次实训报告。

实训报告要求：①实训目的与要求；②实训所需仪器设备；③实训步骤和内容：重点记录康复评定方法及评定结果，康复治疗目标和具体治疗方案；④注意事项；⑤实训体会。

思考题：

1. 脑卒中常见的功能障碍有哪些？针对各种功能障碍常用的康复评定方法有哪些？
2. 脑卒中的康复原则、康复目标有哪些？
3. 脑卒中的康复预后受哪些因素影响？如何判断？

附案例：

邢某某，男性，69 岁，退休职工。因“突发右侧肢体活动不灵伴言语不清 3 月余”入院。

患者于 3 月余前中午饮酒后被家人发现意识不清，家人发现后在当地诊所按照醉酒处理，治疗过程中出现呕吐，为胃内容物，至晚上 20:00 左右发现右侧肢体活动减少，小便失禁，遂急送至当地县医院，头颅 CT 提示左侧大脑半球大面积低密度影，给予脱水、抗感染、脑保护、营养神经、维持水电解质平衡及内环境稳定等对症治疗，病情平稳后到康复医学科住院。目前意识清楚，精神差，言语表达不清，认知功能减退，保留鼻饲，饮水进食存在呛咳，右侧肢体瘫痪，深浅感觉减退，大小便失禁，保留导尿，卧床，日常生活完全依赖。

既往有高血压病史 10 年，最高血压达 170/110mmHg，目前服用苯磺酸氨氯地平 5mgQd，自诉血压控制尚可。

查体：意识清楚，查体不配合，言语不清，不能对答，认知功能减退，无法检查，保留鼻饲，饮水进食存在呛咳，双侧瞳孔等大等圆，直径约 3mm，对光反射灵敏，右侧鼻唇沟稍浅，改良 Ashworth 分级：右侧肱二头肌张力 1 级，右侧股四头肌张力 1+ 级；Brunnstrom 分期：右上肢、手、下肢分别为Ⅱ、Ⅰ、Ⅲ期。卧床，独立翻身、坐、站及步行不能，ADL 完全依赖。

临床诊断：

1. 脑梗死（恢复期）
2. 高血压 3 级（极高危）

问题：

1. 作为康复治疗师，你应该对患者进行哪些方面的康复评定？
2. 根据康复评定结果，如何制定康复治疗目标及治疗方案和措施？
3. 在康复治疗中，应该注意哪些问题？

（倪朝民　穆景颂）

第二章　颅脑损伤康复

【实训目的】

通过本章节实训课程，使学生进一步加深对颅脑损伤（traumatic brain injury，TBI）的康复评定及康复治疗方法的认识、理解及掌握，学习针对实际案例进行分析评估，制定合理有效的康复治疗目标及具体的康复治疗计划。要求如下：

1. 掌握颅脑损伤的严重程度，格拉斯哥昏迷量表的评定；颅脑损伤所致认知障碍、感知障碍的康复评定；颅脑损伤的康复时机、康复目标、康复治疗指征与康复治疗原则；颅脑损伤所致认知障碍、感知障碍的康复治疗方法；颅脑损伤患者的格拉斯哥结局量表评定。

2. 熟悉颅脑损伤的定义；颅脑损伤所致的各种功能障碍；颅脑损伤所致的行为障碍、言语障碍、情绪障碍、ADL 障碍等的康复评定；颅脑损伤各阶段康复治疗的目标与主要方法；颅脑损伤的预后影响因素。

3. 了解颅脑损伤的病因、流行病学和病理生理；颅脑损伤的临床表现、主要类型颅脑损伤的临床特点、临床处理原则；颅脑损伤的康复机制与预后估计；颅脑损伤的健康教育。

【评定用具与量表】

1. 手表、笔、纸、橡皮、尺子等。

2. 格拉斯哥昏迷量表（GCS）、Rancho Los Amigos（RLA）认知功能分级、简易精神状态检查量表（MMSE）、蒙特利尔认知评估量表（MoCA）、神经行为认知状况测试（NCSE）、Rivermead 行为记忆测试（RBMT）、行为忽略测试（BIT）、格拉斯哥结局量表（GOS）。

3. 颅脑损伤患者案例的简要病历。

【实训方法和内容】

一、实训方法

（一）指导学生分组对本章节提供的颅脑损伤案例进行分析讨论。讨论内容：颅脑损伤患者的临床特点、主要功能障碍、常用康复评定，制定合理的近 / 远期康复目标、常用康复治疗方法、治疗中的注意事项并预测可能的康复结局等。

（二）根据讨论结果制定具体的康复治疗目标和治疗计划。

（三）学生每 2 人一组，进行角色扮演，一人扮演患者，一人扮演治疗师。模拟治疗师进行病史询问，进行康复评定和制定康复治疗的具体实施。

二、实训内容

（一）根据提供的案例了解颅脑损伤患者常见的临床症状与体征

1. 意识障碍、头痛、呕吐等。

2. 依病变部位不同可出现单肢瘫、偏瘫、感觉障碍、失语、共济失调等。

（二）采用相应量表对颅脑损伤患者进行评定

1. 颅脑损伤严重程度评定 格拉斯哥昏迷量表。

2. 认知功能障碍评定 RLA认知功能分级、简易精神状态检查量表、神经行为认知状况测试、蒙特利尔认知评估量表、行为忽略测试、Rivermead行为记忆测试。

3. 感知障碍评定 行为忽略测试。

4. 治疗结局评价 格拉斯哥结局量表。

（三）根据患者的具体情况制定康复治疗目标及方案。

康复治疗原则：①早期介入；②全面康复；③循序渐进；④个体化治疗；⑤持之以恒。

颅脑损伤患者的康复治疗可分为以下三个阶段：急性期康复、恢复期康复和后遗症期康复。

1. 急性期康复

康复治疗目标：防治各种并发症；提高觉醒能力；促进创伤后的行为障碍改善；促进功能康复。此期康复治疗包括：一般康复处理；综合促醒治疗；创伤后行为恢复过程中的治疗等。

（1）一般康复处理：包括床上良肢位摆放；定时翻身与拍背，并指导体位排痰引流；各关节被动活动；牵拉易于缩短的肌群与软组织，必要时应用矫形器固定关节于功能位；尽早开始床上活动和坐位、站位的练习。其他如理疗、按摩、针灸、高压氧等均可应用。

（2）综合促醒治疗：除临床上应用药物、必要时手术降低颅内压以外，还可给予各种感觉刺激，以帮助患者苏醒、恢复意识。如给予听觉刺激、视觉刺激、肢体运动觉和皮肤感觉刺激、穴位刺激等。此外，高压氧治疗在颅脑损伤患者的促醒及功能恢复等方面有重要作用，一般要常规应用。

（3）创伤后行为恢复过程中的康复治疗

1）创伤后遗忘症康复：视觉记忆、地图作业、彩色积木块排列、日常生活活动安排。

2）躁动不安的康复处理：①排除引起躁动不安的一些原因；②环境管理；③药物应用。

2. 恢复期康复

康复治疗目标：最大限度地恢复患者的运动、感觉、认知、语言等功能和生活自理能力，提高其生存质量。

（1）认知障碍的康复治疗：颅脑损伤的认知障碍主要表现在觉醒和注意障碍、学习和记忆障碍及思维障碍等。可根据其认知功能恢复的不同时期（RLA分级标准），采用相应的治疗策略。

早期（Ⅱ、Ⅲ）：对患者进行躯体感觉方面的刺激，提高觉醒能力，使其能认出环境中的人和物。

中期（Ⅳ、Ⅴ、Ⅵ）：减少患者的定向障碍和言语错乱，进行记忆、注意、思维的专项训练，训练其组织和学习能力。

后期（Ⅶ、Ⅷ）：增强患者在各种环境中的独立和适应能力，提高在中期获得的各种功能的技巧，并应用于日常生活中。

1）改善患者自知力的康复训练：在颅脑损伤（尤其是额叶损伤）的恢复早期，应首先恢复患者的自知力。可采用下述方法：①改善患者对自己缺陷的察觉；②改善患者的感知功能；③改善患者判断行为是否成功的知觉；④改善患者对现存缺陷和远期目标之间差距的认识。

2）注意障碍的康复训练：①猜测作业；②删除作业；③时间作业；④顺序作业。

3）记忆障碍的康复治疗：①运用环境能影响行为的原理：如：日复一日地保持恒定、重复的常规和环境；控制环境中信息的量和呈现条件；充分利用环境中的记忆辅助物。②教会患者充分利用内部策略和外部策略。内部策略：背诵、PQRST法、精细加工、兼容、自身参照、视意象、首词记忆法、编故事法等；外部策略：日记本、时间表、地图、闹钟、应用连接法、修改外部环境、提供言语或视觉提示。

4）思维障碍的康复训练：①提取信息的训练；②排列顺序的训练；③物品分类的训练；④从一般到特殊的推理训练；⑤问题及突发情况的处理训练；⑥计算和预算的训练。

5）电脑在认知障碍康复训练中的应用：电脑及电脑软件在注意、记忆、思维等认知功能障碍的训练中应用广泛，但只宜作为一种训练方法应用，不能代替全部，更不能代替治疗师。

（2）感知障碍的康复治疗

1）失认症的康复训练：以单侧忽略为例，其训练方法如下：①不断提醒患者集中注意其忽略的一侧；②站在忽略侧与患者谈话和训练；③对忽略侧给予触摸、拍打、挤压、擦刷、冰刺激等感觉刺激；④将患者所需物品放置在忽略侧，要求其用健手越过中线去拿取；⑤鼓励患侧上下肢主动参与翻身，必要时可用健手帮助患手向健侧翻身；⑥在忽略侧放置色彩鲜艳的物品或灯光提醒其对患侧的注意；⑦阅读文章时，在忽略侧一端放上色彩鲜艳的标尺，或让患者用手摸着书的边缘，从边缘处开始阅读，避免漏读。

2）失用症的康复训练：在训练时先选用分解动作，熟练后再逐步把分解动作组合起来，即通过活动分析法进行训练。对难度较大的运动分解动作要反复强化练习。先做粗大运动，再逐步练习精细运动。

（3）行为障碍的康复治疗：治疗目的在于设法消除患者不正常的、不为社会所接受的行为，促进其亲社会的行为。

1）创造适当的环境：指创造一种能减少异常行为出现和增加亲社会行为出现几率的环境。稳定、限制的住所与结构化的环境，是改变不良行为的关键。

2）药物治疗：多应用对改善行为和伤后癫痫有效而副作用少的药物。

3）行为治疗：在行为疗法中，常用代币法或用优惠券法向患者提供他所需要的东西；常用氨气等提供厌恶性刺激，或用隔离室等给以惩罚。

3. 后遗症期康复

此期的康复治疗目标：使患者学会应付功能不全状况，学会用新的方法来代偿功能不全，增强患者在各种环境中的独立和适应能力，回归社会。

（1）继续加强日常生活能力的训练，强化患者自我料理生活的能力，提高其生活质量。

（2）矫形支具与轮椅的训练。

（3）继续维持或强化认知、言语等障碍的功能训练。

（4）物理治疗因子与传统疗法等的应用。

（5）复职前训练。

【注意事项】

1. 注意药物治疗与康复治疗的配合，对患者的陪护人员进行必要的指导。

2. 在评定和治疗操作中加强对患者的监管和保护，避免意外事件发生。

3. 注意心理疏导，取得患者信任，增加依从性。

4. 训练要循序渐进，避免患者疲劳。

【实训报告】

根据本章节提供的患者案例，写出本次实训报告。

实训报告要求：①实训目的与要求；②实训所需仪器设备；③实训步骤和内容：重点记录康复评定方法及评定结果，康复治疗目标和具体治疗方案；④注意事项；⑤实训体会。

思考题：

1. 颅脑损伤的预后受哪些因素影响？

2. 颅脑损伤康复治疗的原则有哪些？

3. 在评定颅脑损伤患者时，有哪些注意事项？

附案例：

潘某某，男性，39 岁，中专文化程度，因“外伤致右侧肢体活动不利伴记忆力下降 5 月余”入院。

患者于 5 月前骑摩托车时突然摔倒在地，头部着地，出现昏迷，呼之不应，无恶心呕吐，无抽搐。立即送当地医院就诊，急查头颅 CT 示“蛛网膜下腔出血，脑室内出血；右侧颧弓骨折”，收入神经外科住院，诊断为重型开放性颅脑损伤，予药物保守治疗，并行气管切开术，术后患者意识逐渐转清，先后拔除胃管、尿管，可经口进食，但存在右侧肢体乏力及记忆力下降、生活不能自理。现为求进一步治疗入住康复医学科。起病以来，患者精神、食欲一般，睡眠可，大小便控制不佳，体重未见明显变化。

既往体健，个人史无特殊。

查体：神清，查体欠配合，言语清晰，对答部分切题，定向力、注意力、理解力下降，记忆力、计算力检查无法完成。双侧瞳孔等大等圆，直径约 3mm，对光反射灵敏。双侧鼻唇沟对称，伸舌稍右偏，咽反射检查不合作。右上肢肌力 2 级，右下肢肌力 3 级，左侧肢体肌力 5 级。右上肢伸肘肌张力 MAS 2 级，屈肘肌张力 MAS 1+ 级，右下肢伸膝肌张力 MAS 1+ 级，髋内收肌张力 MAS 2 级，跖屈肌张力 MAS 2 级；左侧肢体肌张力正常。右侧腱反射亢进，右侧踝阵挛阳性，右侧 Babinski 征阳性。功能状态：可独立完成向两侧翻身，卧坐转移、坐站转移不能完成，坐位平衡 I 级，站位平衡不能，ADL 完全依赖。

临床诊断：重型开放性颅脑损伤恢复期

问题：

1. 作为康复治疗师，应该对该患者进行哪些方面的康复评定？

2. 根据 RLA 认知功能分级对患者当时的状态进行评价？

3. 在颅脑损伤患者早期认知康复治疗中，可交待家属注意哪些问题？

（胡普权　李莉莉）

第三章　帕金森病康复

【实训目的】

通过本课程的实训，使学生对帕金森病（Parkinson disease，PD）的康复评定及康复治疗方法有较好的认识、理解及掌握，能够对实际病例进行针对性分析判断，并能采用确切的康复评定方法和恰当的康复治疗手段对患者进行评定及治疗。要求如下：

1. 掌握帕金森病的临床主要特征，身体功能评定：关节活动范围测量、肌力评定、肌张力评定、平衡能力评定、步行能力评定及日常生活活动能力评定；运动疗法的治疗原则、治疗方法和作业治疗方法。

2. 熟悉帕金森病认知功能评定、心理功能评定、吞咽功能评定、构音障碍的功能评定及综合评定，构音训练，吞咽训练。

3. 了解帕金森病的药物治疗，心理治疗，认知训练，中国传统康复治疗方法及康复结局。

【评定用具与量表】

1. 皮尺、量角器、秒表、靠背椅子（有扶手）、彩色胶布、体操棒、水杯、温开水，生活用品若干以及笔、纸等。

2. 关节活动度评定表、手法肌力检查记录表、改良 Ashworth 痉挛量表、Berg 平衡量表、"站起 - 走"计时测试记录表，步行能力评定量表：Holden 步行功能分类，Barthel 指数量表，简明精神状态检查（MMSE）量表，抑郁自评量表，焦虑自评量表，Frenchay 构音障碍评定量表，帕金森病综合评定量表，Hoehn-Yahr 分级量表，韦氏帕金森病评定量表。

3. 帕金森病患者案例的简要病历，视频及图片资料。

【实训方法和内容】

一、实训方法

（一）学生分组对提供的帕金森病案例患者进行分析讨论。讨论内容：帕金森病患者临床主要特征、用药情况，存在的功能障碍特点，采用哪些康复评定，制定明确的康复目标以及采取哪些康复治疗方法，治疗中的注意事项并预测可能的康复结局，给患者提出指导意见。

（二）制定康复治疗目标、计划与具体实施方案。

（三）学生每 2 人一组，进行角色扮演，一人扮演患者，一人扮演治疗师，练习帕金森病患者康复评定和康复治疗的方法。

二、实训内容

根据提供的案例了解帕金森病患者常见的临床运动症状和非运动症状，采用相应的量表进行评定后，制定康复治疗目标及具体的康复治疗措施。

（一）运动症状

1. 静止性震颤 常为本病的首发症状，多自一侧上肢远端开始，可逐渐扩展至四肢。震颤静止时明显，精神紧张时加剧，随意运动时减轻，睡眠时消失。

2. 肌强直 表现伸肌和屈肌的张力同时增高，呈“铅管样强直”，如伴有震颤呈“齿轮样强直”。

3. 运动迟缓 表现为随意运动减少，以开始动作时明显，上肢精细动作困难，写字时越写越小，呈现“写字过小症”。面部表情肌少动、眨眼少、双眼凝视，被称为“面具脸”。口、舌、咽和腭肌运动障碍导致讲话缓慢，语调变低，构音障碍，还可有流涎和吞咽困难。

4. 姿势平衡障碍 轻症患者行走时患侧上肢自动摆臂动作减少，走路时患侧下肢拖曳。重症患者双上肢伴随动作消失，双足擦地行走，步幅变小，步速变慢。还可出现迈步时以极小的步伐前冲，越走越快，不能立刻停下脚步的“慌张步态”。

（二）非运动症状

1. 感觉障碍 早期可出现嗅觉减退，中、晚期肢体麻木、疼痛。

2. 自主神经功能障碍 便秘、直立性低血压和皮脂腺分泌亢进。

3. 精神障碍 伴有抑郁、焦虑、认知障碍、幻觉、淡漠、睡眠障碍。

（三）康复评定及记录

1. 运动功能评定 主被动关节活动范围测量、手法肌力评定、改良 Ashworth 痉挛量表、Berg 平衡量表、“站起 - 走”计时测试、Holden 步行功能分类。

2. 其他功能障碍评定 反复唾液吞咽测试及饮水试验、Frenchay 构音障碍评定法、Barthel 指数、MMSE、抑郁自评量表及焦虑自评量表。

3. 疾病分期及严重程度评定 Hoehn-Yahr 分级法、韦氏帕金森病评定法。

（四）根据患者的具体分期及程度情况制定康复治疗的近期目标和远期目标。

（五）根据康复目标来制定具体康复治疗方案。

1. 物理治疗

（1）运动疗法：原则：①抑制异常运动模式、学会正常的运动模式；②治疗中利用视、听反馈来帮助运动；③患者主动、积极参与；④避免患者疲劳；⑤避免使用抗阻运动而引发患者肌紧张。

1）松弛训练：①头、下肢反向运动（见主教材融合资源第三章帕金森病康复）；②腰部旋转运动；③双肩部反向运动；④头、颈、肩、腰部组合运动；⑤肩、胸部前伸、后退运动。

注意：①开始时要缓慢，转动时要有节奏；②从被动转动到主动转动；③从小范围转动到全范围转动；④转动时没有被牵拉的感觉，而只有松弛的感觉。

2）关节活动度训练：躯干、肩、骨盆等成分的训练。

注意：①避免过度牵拉及出现疼痛；②注意骨质疏松的可能，防止造成骨折；③避免用力过大或活动过度造成软组织损伤。

3）姿势训练：坐位持棒体操、站位持棒体操。

4）平衡训练：进行坐位、跪立位及站立位下做前、后、左、右重心转移及平衡训练。

5）协调训练：①俯卧位下两膝关节交替地做屈伸练习；②模仿治疗师的手足交互运动；③坐位下伸腿击掌；④上、下肢反向运动（见主教材融合资源图 4-9）；⑤上肢翻转交叉再复原运动。

6）步态训练：①步行前做足离地训练；②通过地板上加设标记来进行行走；③患者行走时要跨过前面 5~7.5cm 高的障碍物；④上肢摆动和躯干旋转训练；⑤训练步行时手足同时做不同的动作；⑥重心的前后移动训练；⑦治疗师指引双上肢摆臂行走训练；⑧绕椅子做 8 字行走转弯训练。

7）维持体操训练：①面肌体操；②头、颈部体操；③肩部体操；④躯干体操；⑤上肢体操；⑥手指体操；⑦下肢体操；⑧步伐体操；⑨床上体操；⑩呼吸体操。

（2）物理因子治疗

1）水疗。

2）热疗。

3）离子导入治疗。

4）神经肌肉电刺激治疗。

5）肌电生物反馈。

2. 作业疗法 手的训练：

1）旋前、旋后训练。

2）抓放训练。

3）手精细运动训练。

3. 日常生活活动能力训练

（1）疾病的早期：重点选择穿脱衣服，坐、站转换，进出厕所、淋浴间或浴池，携物行走，上下车等活动作为训练内容。

（2）中晚期训练：维持其原有的功能和活动能力，加强日常活动的监督和安全性防护，提供简单、容易操作、省力的方法完成各种活动。

（3）家务照料和安全：按照患者自己的习惯，安全地从事家务活动，合理安排和计划家务活动及自我料理。

4. 构音障碍训练

（1）发音训练。

（2）训练发音时的音量、音调和语速，控制呼吸频率和调整发音时肌肉运动力度。

（3）鼓励患者的训练成果，增强训练信心。

5. 吞咽训练

（1）包括舌的灵活性训练，舌肌力量训练。

（2）头、颈及肩关节活动范围训练。

（3）每天早晚做口咽腔器官运动体操，每次 10 分钟。

（4）用力吞咽、门德尔森（Mendelson）吞咽手法、用力憋气练习和假声练习增强声带内收能力训练。

6. 心理治疗

（1）采取认知疗法，向患者讲解疾病的相关知识，让他们了解自己病情，正确对待疾病。

（2）关注和关爱患者，肯定和鼓励患者的优点和成就，使其重树信心。

（3）发挥家庭和社会的力量，帮助患者康复。

7. 认知训练

（1）提高记忆力的训练。

（2）智力障碍康复治疗。

8. **中国传统康复治疗** 推荐中药、针灸、推拿及传统体育运动等手段。

9. **辅助装置的应用和环境改造** 根据患者家庭的情况，给予辅助装置和环境改造的建议，使患者能够最大限度地达到生活自理。

【注意事项】

1. 康复治疗与药物治疗配合，做好对于帕金森病的常识宣教及健康教育。
2. 在对患者评定和治疗中注意做好解释工作以取得患者的配合。
3. 在评定和治疗操作中加强对患者的保护，注意安全。
4. 注意心理疏导，消除患者的顾虑。
5. 训练要循序渐进，要避免疲劳，避免抗阻运动。

【实训报告】

结合给出的帕金森病患者案例，写出本次实训报告。

实训报告要求：①实训目的与要求；②实训所需仪器设备；③实训步骤和内容：重点记录康复评定方法及评定结果，详细的康复治疗方案；④注意事项；⑤实训体会。

思考题：

1. 帕金森病身体功能方面评定有哪些内容？
2. 帕金森病评定的韦氏综合评定量表主要包括哪些方面？
3. 帕金森病松弛训练、姿势矫正训练、协调训练包括哪些方法？
4. 指导帕金森病患者进行体操训练有哪些，如何做？

附案例：

田某某，男性，75岁，因“左上肢震颤5年，左下肢震颤伴行走困难3年，加重2个月”入院。

患者于入院5年前无明显诱因出现左上肢震颤，以在安静时明显，紧张时加重，运动时减轻。并未明显影响日常生活和休闲活动，故未引起注意未就医治疗。症状逐渐加重，近4年影响日常生活活动，如吃饭时端碗不稳，影响读书、看报，到当地医院就诊，诊断为帕金森病，给予金刚烷胺口服，震颤有所好转。3年前震颤加重并出现左下肢震颤，行走困难，步幅小，走路前冲，转身和停步时，易跌倒。曾以“帕金森病”住院治疗，给予多巴丝肼口服，每日2次，每次1/3片，同时进行理疗、针灸治疗，症状好转出院。出院后一直口服多巴丝肼，门诊就医，按医嘱口服多巴丝肼逐渐加量。现每日三次，每次半片。近2个月来上述症状加重，自觉四肢乏力、僵硬，四肢及躯干活动时疼痛，开始走路时慢，越走越快，独立行走困难，担心跌倒，写字困难，影响日常生活活动要求康复治疗收住院。病程中，出汗多，无饮水呛咳、吞咽困难，大小便自控，睡眠一般，精神、情绪正常。

既往患骨质疏松症5年，一直口服钙片及维生素D治疗，否认高血压及糖尿病史。

查体：体温36.4℃，脉搏72次/分，呼吸16次/分，血压120/84mmHg，发育正常，营养中等，神志清楚，回答切题，查体合作。全身皮肤无黄染，面部脂溢，浅表淋巴结未触及肿大，头颅及耳、鼻、眼外观无异常。颈肌紧张，气管居中，双肺叩诊清音，听诊呼吸音清晰，未闻及干湿啰音。专科检查：神志清，面部表情僵硬，言语连贯，语音稍含糊，语速稍慢，能够听懂，反应稍迟钝，高级认知功能检查粗测正常。无饮水呛咳及吞咽困难。嗅觉、视力、视野粗测正常，双侧眼球活动运动自如，面部感觉正常，口角无歪斜，示齿稍困难，鼓腮正常，双耳听力粗测正常，双侧咽弓上抬对称，咽反射正常，伸舌居中。被动活动四肢关节屈肌、伸肌张力及躯干肌张力均增高，左上肢肌张力呈齿轮样强直，左上肢、左下肢震颤明显。四肢肌力轻度减退。双手指鼻试验、轮替试验均笨拙，以左侧明显，书写自己名字有"写字过小症"。双下肢跟-膝-胫试验欠稳准，以左侧明显。患者行走中启步困难，步幅小，双上肢无摆臂，行走前冲，止步及转弯困难，呈"慌张步态"。浅、深感觉检查无异常，脑膜刺激征阴性，腹壁反射正常存在，双侧肱二、三头肌腱反射正常，双侧髌阵挛、踝阵挛阴性，双侧 Hoffman's(−)，双侧 Babinski's(−)。

临床诊断：

1. 帕金森病
2. 骨质疏松症

问题：

1. 作为康复治疗师，应该对该患者进行哪些康复评定？
2. 根据康复评定结果，如何制定康复治疗目标、治疗方案和具体的措施？
3. 在康复治疗中，应该注意哪些问题？

（陈 颖）

第四章 阿尔茨海默病康复

【实训目的】

通过本章节实训课程,使学生进一步加深对阿尔茨海默病(Alzheimer's disease,AD)的临床特点、康复评定及康复治疗方法理解和掌握,学习针对实际案例进行分析评估,制定合理有效的康复治疗目标及具体的康复治疗计划。要求如下:

1. 掌握AD的常用康复评定方法 痴呆评定、记忆力评定、注意力评定、知觉障碍评定;康复治疗方法:记忆功能训练、注意力和集中力训练、推理及解决问题能力的训练、失认症的训练、失用症的训练。

2. 熟悉AD的临床主要特点 言语语言功能评定、精神行为症状评定、日常生活能力评定、社会功能评定、运动功能评定等及其他康复训练,熟悉重度AD患者日常生活护理的重要性。

3. 了解AD药物治疗、康复结局、健康宣教。

【评定用具与量表】

1. 皮尺、量角器、秒表、靠背椅子(有扶手)、火柴、生活用品若干以及笔、纸等。

2. 简易精神状态检查量表、长谷川痴呆量表、画钟表试验记录表、韦氏记忆量表、波士顿命名测验量表、阿尔兹海默病协作研究日常能力量表、Lawton工具性日常能力量表、社会生活能力概况评定量表、功能活动调查表、神经精神问卷、汉密尔顿抑郁量表、“站起—走”计时测试记录表,Barthel指数量表等。

3. AD患者案例的简要病历。

【实训方法和内容】

一、实训方法

(一)指导学生分组对本章节提供的AD案例患者进行分析讨论。讨论内容:AD患者在疾病各阶段的临床特点、常见并发症、主要功能障碍、常用康复评定,制定合理的近及远期康复目标、常用康复治疗方法以及治疗中的注意事项,并根据案例中患者情况预测可能的康复结局,康复护理的重要性等。

(二)根据讨论结果制定具体的康复治疗目标和治疗计划。

(三)学生每2人一组,进行角色扮演,一人扮演患者,一人扮演治疗师。模拟治疗师进行病史询问,进行康复评定和康复治疗的具体实施。

二、实训内容

（一）根据提供的案例了解阿尔茨海默病患者常见的临床特点

AD通常起病隐匿，病程为持续进行性。临床症状主要可分为认知功能减退及其伴随的社会生活功能减退症状和非认知性神经精神症状。AD包括两个阶段：痴呆前阶段和痴呆阶段。

痴呆前阶段

此阶段分为轻度认知功能障碍发生前期和轻度认知功能障碍期。在前期，患者无明显临床表现或仅主诉轻微的记忆力减退。在轻度认知功能障碍期，患者可有轻度的记忆力和其他认知能力受损，但未达到痴呆诊断标准。此阶段并无明显的神经精神症状。

痴呆阶段

此阶段患者出现明显的认知功障碍，如记忆障碍、语言障碍、失用、失认以及计算、判断、概括、综合分析、解决问题等执行功能障碍。同时还可能伴有精神行为异常。

1. 记忆障碍 是AD最常见的症状。

2. 语言障碍 AD早期患者仅表现为自发性言语减少，逐步出现找词困难、表达能力降低，语言理解障碍，呈进行性加重。

3. 失认症及失用症 可出现视听觉空间感知障碍、阅读障碍，日常生活无法自理。

4. 非认知性神经精神症状 轻度痴呆阶段多表现为暴躁、易怒、焦虑；痴呆较重时，多呈现表情淡漠、沉默寡言或者兴奋欣快、言语增多等情感障碍。还可伴有幻听、视幻觉，合并猜疑、妄想或攻击行为等精神症状。

5. AD神经系统查体 一般无明显阳性体征。随着病情进展到中晚期，部分患者可伴有头痛、偏瘫、失语、肢体活动不灵、肌阵挛、步态障碍、尿失禁、下颌反射、吸吮反射等局灶性神经系统体征。

（二）采用相应量表对于阿尔茨海默病患者进行评定

1. 痴呆程度筛查评定 简易精神状态检查、画钟表试验、长谷川痴呆量表（见主教材融合资源第四章阿尔茨海默病康复）。

2. 记忆力功能评定 韦氏记忆量表、波士顿命名测验。

3. 注意力评定 视跟踪和辨认测试、数或词的辨别注意测试、声辨认测试等（见主教材融合资源第四章阿尔茨海默病康复）。

4. 失认、失用症、言语语言功能、日常生活活动能力、社会功能、精神行为症状、运动功能等评定（见主教材融合资源第四章阿尔茨海默病康复）。

（三）根据患者的具体情况制定近及远期康复治疗目标

1. 近期目标

（1）指导患者改变不良饮食及生活习惯，提高护理人员对疾病的了解，掌握护理原则。

（2）减缓记忆力、注意力、推理及处理问题能力等认知功能的下降。

（3）提升日常生活活动能力和社会交往能力，改善生存质量。

（4）改善情感障碍，纠正异常的精神行为症状。

2. 远期目标

（1）降低认知功能障碍带来的损害，控制或延缓痴呆的发展。

（2）充分发挥AD患者剩余的功能，改善生活自理和参加休闲活动的能力。

（3）减少如营养不良、肺部感染、泌尿系感染、褥疮、骨质疏松等继发性障碍的发生。

（4）提升护理水平，减少意外事件的发生。

（四）根据患者疾病分期和治疗目标制定康复治疗方案

1. 康复治疗原则

（1）个体化治疗，综合康复训练。

（2）以提高生存质量为目标，充分发挥 AD 患者剩余的功能，重点改善生活自理和参加休闲活动的能力。

（3）对照料AD患者人员，从技术上提供有关痴呆康复训练知识，从精神上给予关心支持。

2. 记忆功能训练 记忆衰退是 AD 患者最明显的表现之一，记忆功能训练是 AD 患者康复治疗重点。

（1）联想法：①视觉想象；②兼容；③自身参照；④精细加工。

（2）背诵法：反复大声或无声地背诵要记住的信息。

（3）分解 - 联合法：对要记住的信息应从简单到复杂，先一步一步练习，再逐步联合。

（4）提示法：对要记住的信息提供言语或视觉提示。

（5）记忆技巧法：①首词记忆法；②编故事法。

（6）常规化：建立恒定的日常生活活动程序。

（7）训练操作方法：①视觉记忆（见主教材融合资源第四章阿尔茨海默病康复）；②地图作业；③彩色积木块排列；④缅怀治疗。

3. 注意力和集中力训练

（1）猜测游戏训练。

（2）删除作业训练。

（3）时间感训练。

（4）数目顺序训练（参见融合教材）。

4. 推理及解决问题能力的训练

（1）指出报纸中消息训练。

（2）排列数字训练。

（3）问题状况处理训练（参见融合教材）。

（4）从一般到特殊的推理训练。

（5）分类训练。

（6）定向能力训练：①教室实际定向疗法；② 24 小时实际定向或不定形式实际定向疗法。

5. 失认症的训练

（1）触觉失认训练：①刺激增强 - 衰减法；②暗箱法。

（2）听觉失认训练。

（3）视觉失认训练：①颜色失认训练；②物品失认训练；③形状失认训练；④面容失认训练；⑤视空间失认训练。

（4）一侧空间失认（单侧忽略）训练：通过对忽略侧进行感觉刺激，强化忽略侧位置，光线、颜色提示，引导忽略侧阅读，强化忽略侧训练活动等方法进行训练。

（5）身体失认训练

1）通过刺激患者身体某一部位（例如轻轻拍打瘫痪的手），让他说出其名称。

2）说出患者身体名称时，让他指出其部位。

3）让患者先指出治疗师身体的某一部位，然后指出他自身相应的部位。

4）描绘身体各部分的位置，画人的轮廓，组装人体模型等。

6. 失用症的训练

（1）意念性失用训练（见主教材融合资源第四章阿尔茨海默病康复）。

（2）意念运动性失用训练。

（3）运动性失用。

（4）结构性失用。

（5）穿衣失用。

7. 运动训练 AD 患者的运动康复训练应从发病早期开始，进行针对性的运动训练，尤其是协调性训练、平衡功能训练、转移训练、心肺功能训练、步行功能训练及以任务为导向的综合运动训练。

8. 音乐疗法 音乐康复治疗有助于 AD 患者保持良好心情，增加社会交往，和减少认字的困难。

9. 康复工程 对于具有严重认知障碍的部分老年期痴呆患者，应用一些电子计算机及其辅助装置，如电子耳蜗、助听器、机器人以及矫形器、辅助用具、轮椅等康复设备和器材，将极大地改善患者认知功能，提高日常生活能力，延缓社会功能的减退。

10. 精神行为症状的治疗 部分具有非认知性精神行为症状的痴呆患者，需要通过非药物治疗、改善认知功能的药物及抗精神药物进行治疗，在一定程度上可以改善或减轻症状。

【注意事项】

1. 注意药物治疗与康复治疗的配合，对患者的陪护人员进行必要的指导。
2. 在评定和治疗操作中加强对患者的监管和保护，避免意外事件发生。
3. 注意心理疏导，取得患者信任，增加依从性。
4. 训练要循序渐进，避免患者疲劳。

【实训报告】

根据本章节提供的患者案例，写出本次实训报告。

实训报告要求：①实训目的与要求；②实训所需仪器设备；③实训步骤和内容：重点记录康复评定方法及评定结果，康复治疗目标和具体治疗方案；④注意事项；⑤实训体会。

思考题：

1. 阿尔茨海默病常用的记忆功能评定有哪些？
2. 阿尔茨海默病记忆功能训练包括哪些方法？
3. 如何指导阿尔茨海默病患者进行推理及解决问题能力的训练？

附案例：

陈某某，女性，71 岁，小学未毕业。因“进行性记忆力下降 2 年，加重伴理解能力下降半年”入院。

患者 2 年前无明显诱因出现记忆力下降，初为认不得远房亲戚，慢慢地，认不得自己家里人。对近期发生的事很快遗忘，很久以前的事也回忆困难。无头痛、头晕、恶心、呕吐、双下肢无力、肢体抽搐、视物模糊等不适。患者及家属未予重视及规范化治疗，半年前患者及家属感患者上述症状未见好转并进行性加重，表现为忘记回家的路，并伴有与人沟通困难，对答时偶有词不达意、找词困难。同时出现性格改变，脾气急躁，易怒，多疑。曾于当地医院就诊，诊断为“焦虑症”，予口服抗焦虑药物治疗后，患者症状仍未见好转。求进一步诊治，到我院康复科就诊，门诊以“记忆力下降原因”收入院。自本次起病以来，患者精神、饮食、睡眠尚可，大小便正常，体重增减情况不详。

既往体健，否认“高血压、心脏病、糖尿病”等病史。个人史无特殊。家族中患者母亲高龄时有类似表现，但无确切诊断，现已过世，原因不详。

查体：体温 36.4℃，脉搏 72 次 / 分，呼吸 16 次 / 分，血压 126/80mmHg，发育正常，营养中等，神志清楚，查体欠合作，对答部分不切题。定向力、判断力、计算力检查不配合，近期、远期记忆力均有明显下降，时有言语沟通困难，主要为理解困难、词不达意、不能表达确切想法。颈软，脑膜刺激征未引出。颅神经检查（-）。心、肺、腹查体无特殊。四肢肌力均 5 级。四肢肌张力适中。四肢主动及被动关节活动度均正常。四肢腱反射（++）。四肢病理征未引出。余查体无特殊。

辅助检查：2017-04-15 外院头颅 MRI 示：脑沟脑回增宽，大脑皮质萎缩明显，尤以海马和颞叶显著。

临床诊断：阿尔茨海默病

问题：

1. 根据患者目前的情况，应该对该患者进行哪些康复评定？
2. 请为该患者制定近期、远期康复治疗目标及康复治疗计划。

（吴　霜）

第五章　多发性硬化康复

【实训目的】

通过本课程的实训，使学生对多发性硬化（multiple sclerosis，MS）的康复评定及康复治疗方法有较好的认识、理解及掌握，能够对实际病例进行针对性分析判断，并能采用确切的康复评定方法和恰当的康复治疗手段对患者进行评定及治疗。要求如下：

1. 掌握多发性硬化的功能评定、康复治疗程序、康复治疗原则与康复治疗方法。
2. 熟悉多发性硬化的定义、临床表现、辅助检查和诊断、康复结局及健康教育。
3. 了解多发性硬化的病因、流行病学及临床分型。

【评定用具与量表】

1. 皮尺、压舌板、量角器、秒表、靠背椅子（有扶手）、PT 床、彩色胶布、体操棒、水杯、温开水，生活用品若干以及笔、纸等。

2. 多发性硬化残疾简易记录（MRDMS），多发性硬化认知损害筛查测验（SEFCI），韦氏记忆量表（WMS-R）和 MS 生活影响量表（MSIS-29）。

3. 多发性硬化患者案例的简要病历，视频及图片资料。

【实训方法和内容】

一、实训方法

（一）学生分组对提供的多发性硬化案例患者进行分析讨论。讨论内容：多发性硬化患者临床主要特征，存在的功能障碍特点，采用哪些康复评定，制定明确的康复目标以及采取哪些康复治疗方法，治疗中的注意事项并预测可能的康复结局，给患者提出指导意见。

（二）制定康复治疗目标、计划与具体实施方案。

（三）学生每 2 人一组，进行角色扮演，一人扮演患者，一人扮演治疗师，练习多发性硬化患者康复评定和康复治疗的方法。

二、实训内容

（一）根据提供的案例了解多发性硬化患者常见的临床症状与体征后，制定康复治疗目标及具体的康复治疗措施。

由于多发性硬化患者大脑、脑干、小脑、脊髓可同时或相继受累，故其临床症状与体征多种多样，主要特点如下：

（1）运动障碍：肢体无力，偏瘫、截瘫或四肢瘫，共济运动障碍。

（2）感觉异常：针刺感、烧灼感、触电感、麻木感、束带感、疼痛感等。

（3）视觉障碍：视力下降，眼肌麻痹，复视，眼球震颤等。

（4）精神症状及认知障碍：如抑郁、欣快、情绪不稳定、病理性哭笑等，或有注意力不集中，记忆力减退，反应迟钝，言语不流畅等。

（5）自主神经功能障碍：尿频、尿急、尿失禁、尿潴留。可出现便秘或便秘与腹泻交替出现、性欲减退，亦可见半身多汗和流涎。

（6）其他症状：风湿病、类风湿综合征、重症肌无力等。

（二）采用上述量表进行评定

1. 个人能力障碍评定 多发性硬化残疾简易记录（MRDMS）。

2. 认知障碍评定 韦氏记忆量表（WMS-R）、多发性硬化认知损害筛查测验（SEFCI）。

3. 生活能力评定 MS生活影响量表（MSIS-29）。

（三）根据患者的具体情况制定康复治疗的近期目标和远期目标

康复治疗原则：早期进行，采取各种有效措施维持和改善各种功能，减轻原发症状，预防继发性症状和第三症状，减少或延缓功能残疾的发生，晚期采取对症和支持疗法。以患者的功能需要为中心，进行与日常生活和工作联系密切的活动与作业，最大限度地提高患者的生活质量。鼓励患者积极主动参与，加强心理疏导。

（四）根据康复目标制定具体康复治疗方案

1. 关节活动范围的维持 根据患者病情采取主动或被动运动方法。被动运动时选择舒适放松体位，运动顺序由近端到远端，固定肢体近端；动作缓慢柔和平稳有节律，避免冲击性运动和暴力；操作在无痛范围内进行，活动范围逐渐增加，以免损伤；增大关节活动范围的被动活动中可出现酸痛或轻微疼痛，但必须在可耐受范围，不应引起肌肉明显的痉挛或训练后持续疼痛；有感觉障碍的患者注意在适当的范围内活动，防止发生组织损伤；从单关节开始逐渐过渡到多关节；对关节活动已受限，出现挛缩者可应用关节松动技术和牵伸技术；也可利用支具或矫形器使关节维持在理想的活动范围。肌力3级以上者可在治疗师引导和辅助下采取主动运动方法。

2. 肌力训练 可采用抗阻运动和有氧耐力训练。肌张力高的患者避免抗阻训练以免诱发痉挛加重。由于患者易疲劳和不耐热，运动期间应适时加入1~5分钟的休息，训练环境温度适中，避免使体温升高。

3. 痉挛状态 物理治疗、作业治疗及药物治疗等，详见主教材第十四章第五节肌痉挛康复。

4. 疲乏 首先注意充分休息、保证足够的睡眠；其次使用冷疗法可能有效；最后是药物治疗，如金刚烷胺。同时职业治疗、心理干预及睡眠调节可能有一定作用。

5. 震颤和共济失调 在药物治疗的基础上采用运动疗法。具体方法有：①抗重力位置上的抗重力运动、平衡控制、压缩、交替轻拍；②利用姿势镜进行视觉反馈训练，通过增加感觉信息而促进活动的稳定性；③肢体近端负重1~3kg，通过加强本体感觉反馈加强躯干和近端的稳定性，降低远端运动的错误；④ PNF中的逐渐减少范围的慢逆转技术和节律性稳定技术，可以增强稳定肌的力量。另外，辅助器具的使用能改善因震颤和共济失调造成的不便，如用长把柄的餐具和带固定器的盘子有助于独立进餐，合适的项圈对控制头的震颤有一定作用，加重的助行器有助于行走等。

6. 感觉障碍 感觉丧失的患者通过感觉刺激治疗，如在体表进行刷、擦、拍打和冷热刺激等，增加肢体的感觉反应，也可以配合穿加压长袜和手套；本体感觉丧失的患者通过感觉反馈治疗，或借助视听反馈来改善和补偿感觉的丧失。同时，感觉障碍区域的皮肤应保持局部清洁和干燥，加强营养，定时变换体位，防止褥疮形成。

7. 疼痛　除药物治疗外，物理因子治疗如经皮神经电刺激或针灸治疗也可缓解部分患者的疼痛。

8. 膀胱直肠功能障碍　膀胱功能障碍可以采取药物治疗、物理因子治疗和配合膀胱功能训练改善功能，必要时采取间歇导尿。

直肠功能障碍通过饮食调节、培养定时排便习惯、口服润肠通便药物等肠道训练有助于防止粪便嵌塞和排便不畅，严重便秘者宜间断灌肠。

9. 构音障碍和吞咽困难　运动性构音障碍可通过呼吸训练、放松训练、构音改善训练、克服鼻化音训练、克服费力音训练、克服气息音训练及韵律训练等方法，以改善功能。部分重度构音障碍患者，可选择使用交流辅助系统。

吞咽障碍的治疗可通过吞咽器官运动训练、温度刺激训练、摄食直接训练等方法，以促进食团的控制和传递。此外，针刺、电刺激也有助于改善症状，有报道球囊导管扩张术对环咽肌痉挛引起吞咽障碍者有效。严重吞咽困难不能进食者，需鼻饲或胃造瘘。

10. 视觉功能障碍　主要以药物治疗为主，很多视觉装置，如棱镜稳定视网膜图像可减轻振动幻视。

11. 认知障碍　康复治疗以直接训练、代偿和代替为主导。具体训练方法详见主教材第三章颅脑损伤康复的相关内容。

12. 精神与情绪障碍。

13. 社会心理和职业障碍。

14. 辅助装置的应用和环境改造。

【注意事项】

1. 康复治疗要与药物治疗配合，在对患者评定和治疗中注意作好解释工作，以取得患者的配合，在评定和治疗操作中加强对患者的保护，注意安全。

2. 使患者正确认识疾病，指导患者注意预防感染、避免过度疲劳、精神紧张等，保持心情愉快，保证适当的睡眠和休息，控制基础疾病。

3. 教育患者认识到康复治疗的重要性，早期积极地配合康复治疗。

4. 鼓励患者参与家庭活动和各种社会活动。

【实训报告】

结合给出的多发性硬化患者案例，写出本次实训报告。

实训报告要求：①实训目的与要求；②实训所需仪器设备；③实训步骤和内容：重点记录康复评定方法及评定结果，详细的康复治疗方案；④注意事项；⑤实训体会。

思考题：

1. 多发性硬化身体功能方面评定有哪些内容？
2. 多发性硬化患者震颤和共济失调的运动疗法内容是什么？
3. 多发性硬化的康复治疗原则有哪些？

附案例：

朱某某，男性，24 岁，因“四肢无力伴吞咽困难 3 天，加重 1 天”入院。

患者 2 年前无明显诱因下突然出现右下肢无力麻木、刺痛感，走路不稳，单眼视力下降，复视，偶有尿急或尿流不畅，在当地的医院对症治疗，上述症状持续一周后渐消失。3 天前患者突发四肢乏力，上楼梯、解衣扣都有困难，并出现右下肢麻木感、胸闷、声音嘶哑、吞咽困难、进食呛咳，1 天前上述症状加重，遂入院治疗。

既往体健，个人史无特殊。

查体：神清，精神一般，，眼球活动尚可，眼睑闭合不全，对光反射灵敏，右侧额纹消失，伸舌居中，声音嘶哑，饮水试验 4 级，桡骨膜反射（-），巴宾斯基征、脑膜刺激征均未引出，双上肢肌力均为 4 级，左下肢肌力 4-，右下肢肌力 3+，右下肢感觉异常，不能独立步行，ADL 评分为 60 分。MRI 显示脑部和脊髓白质部分均有多处脱髓鞘病变，视觉诱发电位和体感诱发电位均有一定的异常，CSF 寡克隆带（+）。

临床诊断：多发性硬化

问题：

1. 如何对该患者进行日常生活能力评定？
2. 该患者的康复治疗方案是什么？
3. 您能否对该患者进行出院后的健康宣教？

（许业松　洪　乐）

第六章　脊髓炎康复

【实训目的】

通过本课程的实训，使学生对脊髓炎（myelitis）的康复评定及康复治疗方法有较好的认识、理解及掌握，对实际病例能够进行针对性分析，并能正确采用康复评定方法及恰当的康复治疗措施。要求如下：

1. 掌握脊髓炎的主要评定　脊髓神经受损水平、ASIA 损伤分级、运动评分法、感觉指数评分、反射、膀胱功能等；脊髓炎的康复治疗原则及治疗方法。

2. 熟悉脊髓炎的临床特点。

3. 了解脊髓炎的定义、病因与流行病学；脊髓炎的临床处理原则；脊髓炎的康复结局。

【评定用具与量表】

1. 分指手套、棉签、叩诊锤、大头针、笔、纸等。

2. 改良 Ashworth 痉挛量表、ASIA 损伤分级（脊髓损伤分级、运动评分法、感觉指数评分）、截瘫改良巴氏指数评定表、四肢瘫功能指数（QIF）表。

3. 脊髓炎患者案例的简要病历，视频及图片资料。

【实训方法和内容】

一、实训方法

（一）指导学生分组对本章节提供的脊髓炎案例进行分析讨论。讨论内容：脊髓炎患者临床主要特征、存在的功能障碍特点、采用哪些康复评定、如何制定明确的康复目标以及采取哪些康复治疗方法，治疗中的注意事项，预测可能的康复结局，提出指导意见。

（二）根据讨论结果制定具体的康复治疗目标和治疗计划。

（三）学生每 2 人一组，进行角色扮演，一人扮演患者，一人扮演治疗师。模拟治疗师进行病史询问，进行康复评定和康复治疗的具体实施。

二、实训内容

（一）根据提供的案例了解脊髓炎患者的临床特点

1. 运动障碍　脊髓炎早期常为脊髓休克，表现为双下肢弛缓性瘫痪，肌张力低下、腱反射消失，病理征阴性。脊髓休克期可持续 3~4 周，或可延长 1~2 个月或更长。休克期过后，逐渐出现病理性锥体束征，瘫痪肢体的腱反射亢进、活跃，肌张力增高和部分肌力恢复，肌力恢复从远端开始。

2. 感觉障碍　脊髓炎病变平面以下所有感觉消失或减退。少数患者在感觉消失区的上缘有一个感觉过敏区，是因脊神经后根受刺激所引起。随着疾病的恢复，感觉平面逐渐下降和恢复。

3. 自主神经功能障碍 排尿与排便障碍、性功能障碍、循环系统障碍等。

4. 其他 高颈位损害者，可出现呼吸困难等。

（二）针对上述功能障碍进行康复评定

1. 神经病损程度评定 ASIA 分级。

2. 运动感觉功能评定 徒手肌力测试、改良 Ashworth 痉挛量表评定、ASIA 运动指数评分、ASIA 的感觉指数评分。

3. ADL 评定 截瘫改良巴氏指数评定表、四肢瘫功能指数（QIF）表。

（三）根据患者的具体情况制定康复治疗的近期目标和远期目标

（四）根据康复目标来制定具体康复治疗方案

1. 康复治疗程序 初次评定、制订康复目标、制订治疗程序及实施治疗、再评定、决定去向。

2. 康复治疗原则 ①早治疗；②循序渐进，由易到难；③依患者目前功能情况，制订及调整康复方案；④力量与耐力训练；⑤全面康复。

3. 康复治疗方法

（1）脊髓炎急性期康复治疗：主要目的是防止失用综合征，为以后康复创造条件。

①保持良好体位；②防止褥疮；③坐起训练；④站立训练；⑤关节被动活动训练；⑥主动运动训练；⑦物理因子治疗；⑧其他：中医针灸、按摩推拿等。

（2）脊髓炎恢复期的康复治疗：①肌力训练；②垫上训练；③坐位训练；④转移训练；⑤轮椅训练；⑥站立、步行训练；⑦物理因子治疗；⑧其他：中医针灸、按摩推拿等。

4. 功能训练中的具体方法：

（1）关节活动度的训练：每个关节均应进行各轴向活动，每次在 10 分钟以上，每日至少 2 次。特别注意的是 $C_{6\sim7}$ 损伤的患者，在腕关节背伸时应保持手指屈曲，在手指伸展时必须同时屈腕。

（2）牵伸训练：采用手法牵伸、机械牵伸、自我牵伸、收缩 - 放松等技术，主要牵伸下肢的腘绳肌、内收肌和跟腱。

（3）肌力训练：除采用徒手抗阻训练外，还可利用沙袋、弹力带等。

（4）坐起训练：为避免直立性低血压的发生，患者可从平卧位转为 30° 斜卧位。如无不良反应，逐渐增加体位的倾斜度，直至 90° 直立位。

（5）坐位平衡练习：首先从双手支撑开始，然后过渡到不用手支撑保持坐位，逐步过渡到能在抵抗一定外力条件下保持平衡，即坐位平衡从一级到三级的训练。

（6）四肢瘫痪者的翻身训练：四肢瘫患者主要有独立翻身、借助辅助用具翻身两种方法完成翻身动作。

（7）四肢瘫痪者的坐起训练：利用床尾绳从仰卧位坐起，利用头上方悬吊带从平卧位坐起。

（8）床 - 椅转移训练：不用辅助具的转移；应用辅助具的转移，可用滑板进行。

（9）轮椅 - 地面相互转移的训练：轮椅 - 地面的侧方转移法，轮椅 - 地面的前方转移法。

（10）步行训练：主要训练内容包括治疗性步行训练、家庭步行训练和社区步行训练，步行方式有摆至步、摆过步、四点步态、三点步态、两点步态等。主要包括以下步骤：平衡杠内训练，助行器步行训练，腋拐步行训练。

（11）肺部康复：主要为呼吸功能训练以及体位引流技术。①吸气肌力量训练；②呼气肌力量训练；③其他：吹气球法，大声唱歌、说话等。

5. 作业治疗 根据患者上肢功能状况，制作不同的支具，如万能袖带（套在手掌上，其上可插匙、笔、按键杆等）或带支撑把的匙或叉子以及粗柄匙等，并教会其使用；根据患者的经济情况，选用头控、颏控或手控电动转椅，选用气控、颏控、手控的环境控制系统来完成开关电灯、拉窗帘、看电视、打电话等。

6. 物理因子治疗

（1）脊髓病灶区：超短波、短波等。

（2）受压部位褥疮初期，给予局部红外线或白炽灯照射。

7. 康复辅助器械的应用 见主教材第七章脊髓炎康复表 7-9。

8. 常见并发症的康复治疗

（1）排尿障碍：留置尿管、清洁间歇导尿、药物治疗；排尿意识及排尿手法的训练；针灸治疗。

（2）排便障碍：排便训练、饮食调节、药物治疗、容积扩张剂。

（3）性功能障碍：机械法、化学法。

（4）骨质疏松：可采用斜床站立、主动运动；也可给予适度的紫外线照射，以促进维生素 D 的形成。

（5）异位骨化：一旦发现即应停止被动运动，1 周后改为轻柔训练手法；根据情况可考虑手术治疗、药物治疗。

（6）痉挛：减少痉挛加重的因素；坚持关节被动运动及牵伸技术的应用；进行治疗性的主动性运动训练；配合电疗、水疗、按摩、针灸及矫形器的使用；药物。

（7）疼痛：药物治疗、经皮电刺激（TENS）。

（8）自主神经反射亢进：血压升高者取端坐位，快速使用降压药，应尽快找出并消除诱因等。

【注意事项】

1. 注意药物治疗与康复治疗的配合，对患者的陪护人员进行必要的指导。
2. 在评定和治疗操作中加强对患者的监管和保护，避免意外事件发生。
3. 注意心理疏导，取得患者信任，增加依从性。
4. 训练要循序渐进，避免患者疲劳。

【实训报告】

结合给出的脊髓炎患者案例，写出本次实训报告。

实训报告要求：①实训目的与要求；②实训所需仪器设备；③实训步骤和内容：重点记录康复评定方法及评定结果，详细的康复治疗方案；④注意事项；⑤实训体会。

思考题：

1. 脊髓炎评定的 ASIA 损伤分级、运动评分法、感觉指数评分如何评定？
2. 脊髓炎的康复治疗原则是什么？

3. 脊髓炎急性期、恢复期的康复方法有哪些?

附案例:

冯某某,女性,46 岁,因“双下肢瘫痪伴二便障碍 24 天”入院。

24 天前患者感冒后出现双下肢乏力、麻木,并很快出现小便不能自解,在某三甲医院诊断为“急性脊髓炎”并给予相应处理后病情稳定,但目前仍为双下肢瘫痪、保留导尿、便秘(每 5~6 天家属用手指抠出硬结大便)。患者一直未接受任何康复治疗。

既往体健,个人史无特殊。

查体:精神及情绪一般;生命体征平稳;平卧位;双上肢肌力、张力正常;双侧乳头水平及以下皮感消失;肛周皮感消失,肛缩反射阴性;双下肢软瘫:肌力 0 级,肌张力低下,双侧膝、跟腱反射均未引出,双侧髌阵挛、踝阵挛阴性,双侧 Babinski's(-);球 - 海绵体反射未引出;在辅助下能完成翻身,未尝试坐起;由他人喂食水,洗漱、修饰、穿脱衣物等完全依赖他人完成。无任何辅助器具。

临床诊断:脊髓炎(恢复期)

问题:

1. 作为康复治疗师,应该对该患者进行哪些康复评定?
2. 根据康复评定结果,如何制定康复治疗目标及治疗方案和具体的措施?
3. 在康复治疗中,应该注意哪些问题?

(洪永锋)

第七章　急性炎症性脱髓鞘性多发性神经病康复

急性炎症性脱髓鞘性多发性神经病（acute inflammatory demyelinating polyneuropathy，AIDP）即吉兰-巴雷综合征（Guillain-Barre syndrome，GBS）。

【实训目的】

通过本章节实训课程，使学生们对 GBS 的理论及康复治疗方法有更好的认识、理解及掌握，并通过实际病例进行针对性分析判断，采用确切的康复评定方法和恰当地进行康复治疗。要求如下：

1. 掌握 GBS 的全身功能状态评估，功能评定：包括心肺功能状况、是否使用呼吸机、有无各种并发症等。肌力测试，关节活动范围测量，感觉测试，身体耐力，粗大运动的控制能力，精细运动的协调能力、操作能力和灵敏性，应记录测试的结果。

根据关节活动范围、肌力评定、肌张力评定、平衡能力评定、步行能力评定、日常生活活动能力评定结果，制订康复治疗原则、治疗方法。

2. 熟悉 GBS 的临床主要特征，心理功能评定、吞咽功能评定、构音障碍的功能评定；构音训练，吞咽训练及日常生活技能、兴趣训练。

3. 了解 GBS 的药物治疗，传统康复治疗方法及康复结局。

【评定用具与量表】

1. 皮尺、量角器、秒表、体操棒、水杯、温开水，生活用品若干以及笔、纸等。

2. 6 分功能量表（6-point functional scale）、患肢周径测量、GBS 预后运动功能恢复等级评定表、感觉功能恢复等级评定表。

【实训方法和内容】

一、实训方法

（一）学生对 GBS 案例患者进行分析讨论。讨论患者临床主要特征、存在的功能障碍特点、采用哪些康复评定、制定明确的康复目标以及采取的康复治疗方法、预测可能的康复结局，给患者提出指导意见。

（二）制定康复治疗目标、计划与具体实施方案。

（三）学生每 2 人一组，一人扮演患者，一人扮演治疗师，练习 GBS 患者康复评定和康复治疗的方法。

二、实训内容

（一）根据提供的案例了解 GBS 患者常见的临床特点

GBS 主要临床表现

1. 首发症状常为四肢远端对称性无力，数日至 2 周达到高峰，病情危重者出现四肢完全性瘫、呼吸肌麻痹和吞咽困难，严重危及生命。可见肌肉萎缩。

2. 感觉障碍多主观感觉障碍重，客观感觉障碍轻，以肢体远端感觉异常和手套、袜套样感觉减退，振动觉和关节运动觉一般不受累。

3. 少数患者出现脑神经麻痹，可为首发症状，常见双侧面神经瘫痪，其次为舌咽和迷走神经瘫痪，严重者不能进食。

4. 自主神经损害可出现出汗增多、皮肤潮红、手足肿胀及营养障碍、心动过速、心律失常等症状，罕见括约肌功能障碍和血压降低。

5. 常见并发症有肺炎、肺不张、窒息、中毒性心肌炎及心力衰竭。也可发生深静脉血栓形成及褥疮。

（二）采用量表对于 GBS 患者进行评定

1. **运动功能评定** 主被动关节活动范围测量、手法肌力评定。

2. **感觉功能评定** 感觉功能恢复等级评定表。

3. **残疾及预后评定** 6 分功能量表、GBS 预后运动功能恢复等级评定表。

（三）结合患者的具体分期及程度情况制定康复治疗目标

1. **近期目标**

（1）维持主动、被动关节活动度以满足患者功能性活动的需要。

（2）加强患者姿势稳定性、平衡训练、重心转移训练。

（3）进行扩胸训练，维持或增加肺活量及说话能力。

（4）维持或改善患者耐力，预防或减轻肌肉无力及肌萎缩。

（5）改善患者心理状况及适应对生活方式的调整。

2. **远期目标**

（1）预防和减少肌肉萎缩、心肺功能下降、自主神经功能障碍、褥疮等的发生。

（2）教会患者代偿策略。

（3）维持患者日常生活活动能力，提高生命质量。

（4）帮助患者和家属调整心理状态。

（四）针对康复治疗分期和目标来制定康复治疗方案

1. **康复治疗原则** 早期主要是改善呼吸功能、止痛、消肿、减少卧床并发症，预防肌肉萎缩和关节挛缩。中、后期主要是采用各种综合治疗手段促进受损神经的恢复与再生，减慢或减轻肌肉萎缩，注意维持和扩大关节活动范围，预防关节挛缩、畸形等并发症的发生，增强肌力和耐力，解除心理障碍，对于不能完全恢复的肢体，使用矫形器，使患者最大程度地恢复生活能力和社会活动能力。

2. **康复治疗方法**

（1）呼吸功能训练：在疾病早期对呼吸肌麻痹者，主要进行辅助或主动腹式呼吸、缩唇呼吸以及身体屈曲时呼气、伸展时吸气训练。对呼吸肌肌力减弱者，进行胸部扩张练习和呼吸肌群的柔韧性训练。有肺部感染者，积极进行体位引流、排痰治疗，同时训练患者有效咳嗽。

（2）运动治疗：增强关节活动度训练：早期做全关节活动范围各轴向的被动运动，每天至少1~2次。肌力在3级或3级以下时，主动活动受限，可进行持续被动活动。被动关节活动应从近端关节开始，动作轻柔并且活动到痛点。

增强肌力训练：根据瘫痪肌肉的功能情况相继做被动运动、助力运动、主动运动、抗阻力运动，动作应缓慢，范围尽量大。受累肌力为0~1级时，进行被动运动、肌电生物反馈等治疗；肌力为2~3级时，进行助力运动、主动运动及器械性运动，但应注意运动量不宜过大，以免肌肉疲劳。肌力为3~4级时，可进行抗阻练习，以争取肌力的最大恢复。当受累的肌肉的肌力增至4级时，在进行抗阻力运动训练同时，进行速度、耐力、灵敏度、协调性与平衡性的专门训练。

（3）物理治疗：生物反馈或肌电生物反馈，超短波、微波、短波和红外线等温热疗法，温热敷或湿敷疗法等。

（4）作业治疗：可采用如编织、皮革工作、打字、木工、雕刻、缝纫、踩自行车、修理仪器和制陶等方法。当患者独立活动能力增加时，应尽早开始日常生活活动训练，如翻身、坐起、进食、穿衣、如厕、使用轮椅等。

（5）感觉训练：感觉过敏者，可反复刺激过敏区，克服患者过敏现象，感觉训练的原则是先进行触觉训练，再进行振动觉训练。由大物体到小物体，由简单物体到复杂物体，由粗糙质地到细滑质地，由单一物体到混合物体。

（6）吞咽训练：如有吞咽困难可进行舌的灵活性训练，舌肌力量训练。每天早晚做口咽腔器官运动体操，每次10分钟。用力吞咽、门德尔森（Mendelson）吞咽手法、用力憋气练习和假声练习增强声带内收能力训练都可以采用。

（7）日常生活活动能力训练：疾病早期在综合训练的基础上，开始如个人卫生、进食、更衣、转移、器具的使用和步行等日常生活活动训练。早期可使用自助具或支具来补偿上下肢所丧失的功能，除极重症GBS外，一般均可达到日常生活活动自理。

（8）康复工程：将肢体保持于良好体位并用夹板、支具固定，可防止挛缩的发生。矫形器应用，除在功能训练时脱下，原则上卧床或休息时均应使用。

（9）心理治疗：可采用心理咨询、集体治疗、患者示范等方式来消除或减轻患者的心理障碍，使其发挥主观能动性，积极地进行康复治疗。

（10）传统医学治疗：针灸、中医辨证用药及推拿等。

【注意事项】

1. 注意药物治疗与康复治疗齐头并进。
2. 适时做好对疾病常识宣教及健康教育。
3. 治疗中注意作好解释工作以取得患者及家属的配合。
4. 在评定和治疗操作中加强对患者的保护，注意安全。
5. 训练要循序渐进，要避免疲劳。

【实训报告】

结合给出的GBS患者案例，写出本次实训报告。

实训报告要求：①实训目的与要求；②实训所需仪器设备；③实训步骤和内容：重点记录康复评定方法及评定结果，详细的康复治疗方案；④注意事项；⑤实训体会。

思考题：

1. GBS 康复评定有哪些内容？
2. GBS 残疾评定用 6 分功能量表包括哪些方面？
3. GBS 运动疗法包括几方面？

附案例：

王某某，男性，35 岁，因“四肢运动障碍 1 月余”入院。

患者于 1 月余前腹泻后出现双下肢乏力，尚可独立步行。次日出现双手乏力，继而进展至双上肢乏力，持物不稳。第三日患者四肢乏力逐渐加重至不能持物、步行，同时出现呼吸无力、饮水呛咳，无头痛、头晕，无恶心、呕吐，无大小便失禁，无肢体抽搐。至当地医院就诊，行头部 CT 检查未见异常，腰穿脑脊液检查提示“蛋白升高、细胞数正常”。给予激素、免疫球蛋白等治疗后患者病情稳定，四肢乏力无明显改善。

既往体健。

查体：体温 36.5℃，脉搏 100 次 / 分，呼吸 20 次 / 分，血压 120/70mmHg，发育正常，营养中等，神志清楚，言语表达欠清晰，颅神经检查未见异常。肌力左上肢肌力近端 3- 级、远端 2 级，右上肢肌力近端 2+ 级、远端 0 级，左下肢肌力近端 3 级、远端 2 级，右下肢肌力近端 3+ 级、远端 3- 级。四肢肌张力低，腱反射减弱，病理征未引出。四肢末梢呈手套、袜套样感觉减退。功能状态：辅助下完成向两侧翻身，其余暂时不能，无坐位平衡级站位平衡，ADL 完全依赖。

临床诊断：GBS。

问题：

1. 对该患者应进行哪些康复评定？
2. 根据康复评定结果，制定的康复治疗目标及治疗方案和措施是什么？
3. 在治疗中，应该注意哪些问题？

（梁庆成）

第八章　面神经炎康复

【实训目的】

通过本课程的实训，使学生对面神经炎（facial neuritis）的康复评定及康复治疗方法有较好的认识、理解及掌握，能够对实际病例进行针对性分析判断，并能采用确切的康复评定方法和恰当的康复治疗手段对患者进行评定及治疗。要求如下：

1. 掌握面神经炎身体结构与功能方面的评定，康复治疗原则与方法。
2. 熟悉面神经炎的定义，临床主要特征，药物治疗，中医传统疗法及康复结局、健康教育。
3. 了解面神经炎的病因及病理，手术治疗。

【评定用具】

1. 靠背椅子、生活用品若干以及笔、纸等。
2. 面神经炎患者案例的简要病历，视频及图片资料。

【实训方法和内容】

一、实训方法

（一）学生分组对提供的面神经炎案例患者进行分析讨论。讨论内容：面神经炎患者临床主要特征、用药情况，存在的功能障碍特点，采用哪些康复评定，制定明确的康复目标以及采取哪些康复治疗方法，治疗中的注意事项并预测可能的康复结局，给患者提出指导意见。

（二）制定康复治疗目标、计划与具体实施方案。

（三）学生每 2 人一组，进行角色扮演，一人扮演患者，一人扮演治疗师，练习面神经炎患者康复评定和康复治疗的方法。

二、实训内容

（一）根据提供的案例了解面神经炎患者常见的临床特点

面神经炎通常急性起病，一侧面部表情肌突然瘫痪，可于数小时至数天达到高峰。有的患者起病前 1~2 天患侧耳后乳突区持续性疼痛和乳突部压痛。主要表现为：

1. 面部表情肌瘫痪，同侧额纹消失，不能皱眉，眼睑不能闭合或闭合不全。体格检查时，可见患侧闭眼时眼球向外上方转动并露出白色巩膜，称贝尔征（Bell sign）。

2. 病侧鼻唇沟变浅，口角下垂，示齿时口角被牵向健侧，口轮匝肌瘫痪、不能做努嘴和吹口哨动作，鼓腮时病侧口角漏气，颊肌瘫痪，食物常滞留于齿颊之间。

3. 此外，若鼓索以上面神经病变，可有同侧舌前 2/3 味觉减退或消失；蹬骨肌神经以上部位受累时，同时有舌前 2/3 味觉减退或消失和同侧听觉过敏。

4. 膝状神经节受累时除面瘫、味觉障碍和听觉过敏外，还有同侧唾液、泪腺分泌障碍，耳内及耳后疼痛，外耳道及耳廓部位疱疹，称为膝状神经节综合征（Ramsay-Hunt 综合征），又叫 Hunt 综合征。

（二）对患者进行康复评定

1. 身体结构与功能方面

a. 额的检查：首先观察额部皮肤皱纹是否相同、变浅或消失，眉目外侧是否对称、下垂；其次检查抬眉运动：检查额枕肌额腹的运动功能。重度患者额部平坦，皱纹一般消失或明显变浅，眉目外侧明显下垂；皱眉运动：检查皱眉肌是否能运动，两侧眉运动幅度是否一致。

b. 眼的检查：首先观察睑裂的大小，两侧是否对称、变小或变大，上眼睑是否下垂，下眼睑是否外翻，眼睑是否抽搐、肿胀，眼结膜是否有充血溃疡，是否有流泪、干涩、酸、胀的症状。其次检查闭眼运动：闭眼时应注意患侧的口角有无提口角运动，患侧能否闭眼及闭合的程度。

c. 鼻的检查：首先观察鼻唇沟是否变浅、消失或加深。其次检查耸鼻运动：观察压鼻肌是否有皱纹，两侧上唇运动幅度是否相同。

d. 面颊部的检查：观察面颊部是否对称、平坦、增厚或抽搐。面部是否感觉发紧、僵硬、麻木或萎缩。

e. 口的检查：首先观察口角是否对称、下垂、上提或抽搐；口唇是否肿胀，人中是否偏斜。其次检查示齿运动：注意观察两侧口角运动幅度，口裂是否变形，上下牙齿暴露的数目及高度；努嘴运动：注意观察口角两侧至人中的距离是否相同，努嘴的形状是否对称；鼓腮运动：主要检查口轮匝肌的运动功能，观察两侧腮鼓是否对称，口角有否漏气。

f. 茎乳突的检查：观察茎乳突是否疼痛或压痛。

g. 耳的检查：是否有耳鸣、耳闷、听力下降或过敏，耳部有无疱疹。

h. 舌的检查：检查舌前 2/3 味觉减退或消失。

2. 活动方面 面神经炎影响口面部肌肉主动运动，包括咀嚼与和吞咽有关的日常生活活动能力方面，评估可参照《康复功能评定学》（第二版，王玉龙主编）第十八章康复常见并发症的评定中第三节吞咽困难的评定。

3. 参与方面 面神经炎影响社会参与能力及心理状态方面评估可参照《康复评定学》有关章节。

（三）根据患者的具体情况制定康复治疗目标

康复目标是尽早地消除面神经的炎症和水肿，最大限度地恢复患者的面神经功能，降低残损。

（四）根据康复目标制定具体康复治疗方案

1. 物理因子治疗 急性期在茎乳孔附近给予超短波无热量治疗，以改善面神经的缺血、水肿，急性期以后可配合红外线局部照射或局部热敷以进一步改善局部血液循环，消除水肿，促进炎症消散，减轻局部的疼痛。恢复期可给予局部低中频脉冲电刺激或直流电离子导入治疗，有助于患者面部肌肉主动收缩功能的改善。

2. 运动疗法（见主教材融合资源第八章面神经炎康复）

（1）抬眉训练：抬眉动作的完成主要依靠枕额肌额腹的运动。可嘱患者上提健侧与患侧的眉目，有助于抬眉运动功能的恢复。

（2）闭眼训练：闭眼的功能主要依靠眼轮匝肌的运动收缩完成。训练闭眼时，嘱患者开始时轻轻地闭眼，两眼同时闭合 10~20 次，如不能完全闭合眼睑，露白时可用示指的指腹沿着眶下缘轻轻地按摩一下,然后再用力闭眼10次,有助于眼睑闭合功能的恢复。

(3)耸鼻训练:耸鼻运动主要靠提上唇肌及压鼻肌的运动收缩来完成。耸鼻训练可促进压鼻肌、提上唇肌的运动功能恢复。有少数患者不会耸鼻运动,在训练时应注意往鼻子方向用力。

(4)示齿训练:示齿动作主要靠颧大肌、颧小肌、提口角肌及笑肌的收缩来完成。而这四块肌肉的运动功能障碍是引起口角歪斜的主要原因。嘱患者口角向两侧同时运动,避免只向一侧用力练成一种习惯性的口角偏斜运动。

(5)努嘴训练:努嘴主要靠口轮匝肌收缩来完成。进行努嘴训练时,用力收缩口唇并向前努嘴,努嘴时要用力。口轮匝肌恢复后,患者能够鼓腮,刷牙漏水或进食流口水的症状随之消失。训练努嘴时同时训练了提上唇肌、下唇方肌及颏肌的运动功能。

(6)鼓腮训练:鼓腮训练有助于口轮匝肌及颊肌运动功能的恢复。鼓腮漏气时,用手上下捏住患侧口轮匝肌进行鼓腮训练。患者能够进行鼓腮运动,说明口轮匝肌及颊肌的运动功能可恢复正常,刷牙漏水、流口水及食滞症状消失。此方法有助于防治上唇方肌挛缩。

3. 中医传统治疗 体针、耳针、电针、穴位注射、推拿疗法。

【注意事项】

1. 康复治疗要与药物治疗配合,在对患者评定和治疗中注意作好解释工作以取得患者的配合,在评定和治疗操作中加强对患者的监管和保护,避免意外事件发生。

2. 避免夜间受冷风侵袭,寒冷季节注意颜面及耳后部位保暖,眼睛闭合不全时应戴眼罩,以防角膜受伤。

3. 注意心理疏导,取得患者信任,增加依从性。

【实训报告】

结合给出的面神经炎患者案例,写出本次实训报告。

实训报告要求:①实训目的与要求;②实训所需仪器设备;③实训步骤和内容:重点记录康复评定方法及评定结果,详细的康复治疗方案;④注意事项;⑤实训体会。

思考题:

1. 面神经炎的身体结构与功能方面的康复评定方法是什么?
2. 面神经炎的康复运动疗法是什么?
3. 面神经炎急性期的物理因子治疗方法是什么?

附案例:

李某某,男性,38岁,工程师,因“口角歪斜伴流涎3天”入院。

患者于3天前熬夜工作后晨起洗漱时,突然发现左侧面颊动作不灵,左眼闭合不全,口角歪向右侧,伴有口水自左侧流下。遂至神经内科就诊,考虑“面神经炎”,予糖皮质激素抗炎及营养神经等药物治疗,现为进一步功能康复来诊。

既往体健。

查体:左侧额纹消失、不能皱眉、睑裂扩大、眼睑闭合不全,做闭眼动作时,左侧眼球向外上方转动;左侧鼻唇沟变浅,口角下垂,露齿时口角偏向右侧,鼓气或吹口哨时漏气;角膜反射、眼及口轮匝肌反射减退，颊肌瘫痪，食物残渣常留于左侧的牙间隙中，流涎。神经系统检查未见其他阳性发现，头颅 MRI、CT、脑电图、听觉诱发电位等均未见异常，肌电图显示面神经损伤。

临床诊断：面神经炎

问题：

1. 该患者需进行哪些康复评定？
2. 该患者的康复治疗方案是什么？
3. 该患者健康宣教是什么？

（许业松）

第九章 癫痫康复

【实训目的】

通过本课程的实训，使学生对癫痫（epilepsy）的康复评定及康复治疗方法有较好的认识、理解及掌握，并且能对实际病例进行针对性分析判断，采用确切的康复评定方法和恰当地进行康复治疗。要求如下：

1. 掌握癫痫患者的康复功能训练与生活质量的改善，生活质量的概念、相关因素及主要的评定量表。

2. 熟悉癫痫、局灶性及全面性发作的概念及临床表现，癫痫持续状态的概念，抗癫痫药物治疗的一般原则和常用药物，癫痫大发作急救措施。

3. 了解癫痫的临床分类、诊断方法，癫痫的健康教育：家庭护理的教育、预防措施。

【评定用具与量表】

1. 秒表、靠背椅子（有扶手）、笔、纸等。

2. 韦氏记忆量表、划消试验量表、汉密尔顿焦虑量表、汉密尔顿抑郁量表、癫痫患者生活质量量表（QOLLIE-31）。

【实训方法和内容】

一、实训方法

（一）学生分组对提供的癫痫案例患者进行分析讨论。讨论内容：癫痫患者临床主要特征、存在的功能障碍特点、采用哪些康复评定、制定明确的康复目标以及采取哪些康复治疗方法、治疗中的注意事项并预测可能的康复结局，给患者提出指导意见。

（二）制定康复治疗目标、计划与具体实施方案。

（三）学生每 2 人一组，进行角色扮演，一人扮演患者，一人扮演治疗师，练习癫痫患者康复评定和康复治疗的方法。

二、实训内容

（一）根据提供的案例了解患者癫痫发作的临床特点及发作分类：

1. **发作性** 症状突然发生，持续一段时间后迅速恢复，间歇期正常。

2. **短暂性** 发作持续时间非常短，通常为数秒钟或数分钟，如果癫痫连续发作之间意识尚未完全恢复又频繁发作，为癫痫持续状态，除癫痫持续状态外，发作很少超过半小时。

3. **重复性** 第一次发作后，经过不同间隔时间会有第二次或更多次发作。

4. **刻板性** 每次发作的临床表现几乎一致。

区分癫痫发作的类型，是正确诊断和治疗的先决条件。目前广泛应用的是国际抗癫痫联盟（international league against epilepsy，ILAE）1981 年癫痫发作分类和 1989 年癫痫综合征分类（见主教材融合资源第九章癫痫康复知识拓展部分）。

（二）采用相应量表对于癫痫患者进行评定

1. 认知与心理障碍评定 韦氏记忆量表、划消试验量表、汉密尔顿焦虑量表、汉密尔顿抑郁量表。

2. 生活质量评定 癫痫患者生活质量量表（QOLLIE-31）。

（三）结合患者的具体情况制定康复治疗目标

癫痫康复的目标是消除或减少疾病导致的医学和社会后果，在正规的抗癫痫药物治疗的同时，全面考虑身体、心理和社会等因素，提高其生存质量，使患者得到真正康复。

（四）针对康复治疗分期和目标来制定康复治疗方案

1. 康复治疗原则 涉及医疗、心理、教育、职业、社会等诸多方面。原则是除对症处理外，应尽早进行个体化、综合性的康复训练，提高患者的生活质量。

2. 运动疗法 康复训练场所要求宽敞安静、光线柔和，可按患者年龄和功能状况分成小组进行训练。运动方式以有氧运动为主。运动量的安排要适宜，避免参加剧烈和大运动量的体育项目，避免强制完成训练计划。在训练时偶然遇到癫痫发作，首先应停止康复训练，酌情予以处理。

3. 认知功能训练 认知功能损害表现不一，主要有注意力、推理能力、视觉空间能力、视运动协调能力、抽象概括能力、计划判断能力、表达能力的减退及记忆力障碍。可采用再训练法和补偿法。再训练法为患者针对存在的认知缺陷进行反复专项或综合康复训练，建立起行为的自动性。代偿法则避免使用已经缺损的认知功能，帮助患者使用其他方法加以补偿。

（1）记忆障碍的康复：分为恢复记忆法、重新组织法和行为补偿策略法。

1）恢复记忆法：包括练习学习数字串、背诵单词列表、单词分组分类记忆。

2）重新组织法：用于弥补记忆丢失的策略，方法包括固定系统和想象途径。

3）行为补偿策略：可能是对患者最有帮助的方法，可分为：个人环境提示、邻近环境提示和远的环境提示。个人环境提示指运用患者的穿着或携带的东西作为提示物来提示重要的事件或任务，如手上写一条信息或者手指系线绳；邻近环境提示：应用外部记忆手段或环境的变化来促进记忆，如使用笔记本记录；远的环境提示：家乡和城镇设计等使记忆有问题的患者困难最小化，如商场中标识牌或地面标注的指向各部门的箭头。

（2）注意力障碍的康复

1）信息处理训练：①兴趣法：发现患者感兴趣的东西和用熟悉的活动刺激注意；②示范法：治疗师示范想要患者做的活动，并用言语提示，以多种感觉方式展示要做的活动；③奖赏法：用词语称赞或其他强化刺激，增加所希望的注意行为出现的频率和持续时间，当希望的注意反应出现后，立即予以奖励；④代币法：也是一种奖赏方式，每当患者能注意治疗时就给予代币，每次治疗中患者得到的代币数要达到给定值才能换取患者喜爱的实物，当注意改善后，工作人员逐步提高上述的给定值；⑤电话交谈：在电话中交谈比面对面谈话更易集中注意力，应鼓励家人、朋友给患者打电话聊天，特别是患者感兴趣的话题。

2）以技术为基础的训练：①猜测作业：取两个透明玻璃杯和一粒弹球，在患者注视下治疗师将一个杯子扣在弹球上，让患者指出哪个杯子中有弹球，反复进行数次。成功后可通过逐步改用不透明的杯子、用三个或更多的杯子、用两粒或更多不同颜色的弹球等方式以增加训练难度。②删除作业：在一张纸中部写几个大写的汉语拼音（也可依据患者文化程度选用数字或图形），让患者删除由治疗师指定的字母。成功后改变字母顺序和要删除的字母，反复进行多次。并可通过逐步缩小字母的大小、增加字母的行数、增加小写字母或插入新字母等方式以增加训练的难度。③时间作业：给患者一个秒表，让他按命令启动，并于10秒内停止。如此反复进行练习。随后可以逐步延长秒表走动时间以增加训练难度，进而还可在与患者交谈以分散其注意力的情况下进行训练，以进一步提高难度。④顺序作业：让患者按顺序写出0~10的数字，如有困难，可排列10张数字卡。成功后，加大数字系列，反复进行。⑤电脑辅助法：使用专门编制的软件，通过丰富多彩的画面、声音提示、特制的鼠标和键盘操作，强烈吸引患者的注意。

3）综合性训练：是借助日常生活活动的一种综合训练方法。要处理或代偿的策略，取决于患者在日常生活中的特殊挑战。

（3）执行能力的训练：常用目标管理训练（goal management training，GMT），包括定向、对任务终止的留意状态、目标的定制及详细的说明、步骤学习、按步骤检查是否完成任务等。

4. 心理治疗　目前常用的心理治疗方法有：支持性心理治疗、催眠术、松弛训练、生物反馈疗法、森田疗法等。松弛训练对倾向于焦虑的患者可以显著减少惊厥的发生频率。也可短期针对性使用药物治疗，如抗抑郁药物、抗焦虑药物等。

5. 提高家庭康复及社会支持，改善患者生活质量。

6. 职业康复

诊断性评估：评估其残疾状况，确定合适的职业及需要技能的掌握状况。

辅导：确定目标，做出选择，确定需要的技能并提供支持。

培训：基本和特殊职业技能、记忆和注意的代偿技巧、工作搜寻策略、面试技巧、工作指导和合法权利。

工作安排：在竞争性的工作岗位、在家或支持性的社区就业或有保护的工场。

协助：相关的专业机构进行协助。

【注意事项】

1. 注意药物治疗与康复治疗的配合，做好疾病的常识宣教及健康教育。
2. 在对患者评定和治疗中注意作好解释工作以取得患者的配合。
3. 在评定和治疗操作中加强对患者的保护，注意安全。
4. 注意心理康复，消除患者的顾虑。
5. 训练要循序渐进，要避免疲劳，避免剧烈运动。

【实训报告】

结合给出的癫痫患者案例，写出本次实训报告。

实训报告要求：①实训目的与要求；②实训步骤和内容：重点记录康复评定方法及评定结果，详细的康复治疗方案；③注意事项；④实训体会。

思考题：

1. 癫痫患者身体功能方面评定有哪些内容？
2. 癫痫的认知训练包括哪些方法？

附案例：

张某某，男性，74 岁，因“抽搐后四肢活动不灵 13 天”入院。

患者 13 天前于休息时出现抽搐，表现为四肢抽搐，牙关紧闭，伴意识障碍，伴舌咬伤及口吐白沫，无尿便失禁，持续约 3~5 分钟后完全好转。就诊于我院急诊，查颅脑 CT 示：双侧额叶软化灶；颅内多发性腔隙性脑梗死，部分软化灶形成；脑白质脱髓鞘改变；脑室扩张。给予左乙拉西坦0.5g/日，2次口服。患者仍有痫性发作，每天发作约15次，每次持续2~3分钟，性质同前，间歇期症状完全缓解。并出现反应迟钝、淡漠，为求明确诊治遂来总院急诊就诊，急诊以“癫痫”收入神经内科。结合患者既往外伤史，诊断为“症状性癫痫颅脑外伤所致可能性大”，给予抗癫痫、营养神经、改善循环等对症治疗。经治疗患者病情平稳，遗留反应迟钝，日常生活大部分自理。为求康复治疗以“症状性癫痫”为诊断收入我科。病来患者无腹痛、腹泻，饮食欠佳，精神欠佳，二便正常。近期体重无明显改变。

既往高血压病史 1 年余，最高 198/110mmHg，平素规律服用硝苯地平控释片 1 片 / 日 1 次。一年前车祸后引起闭合性颅脑损伤，双侧额叶脑挫裂伤；左侧额部硬膜下血肿，未遗留明显后遗症。

查体：T：36.5℃，P：78 次 / 分，R：18 次 / 分，BP：140/80mmHg。神志清楚，言语略含糊，理解力、定向力、判断力、记忆力、计算力粗测减退。双眼睑裂正常，双眼睑无下垂，双眼球无凸出及内陷，双眼球向各方向活动自如，无复视，无眼震，双侧瞳孔等大正圆，直径约 3.0mm，光反应灵敏。双侧无肌肉萎缩。双侧额纹对称存在，双侧鼻唇沟对称存在，味觉未查。有饮水呛咳，双侧软腭对称，悬雍垂居中，双侧软腭抬举可，双侧咽反射对称存在。双侧转颈、耸肩对称有力，双侧胸锁乳突肌、斜方肌无肌肉萎缩及肥大。伸舌居中，无舌肌萎缩及肌束颤动。四肢肌力 5 级。肌张力适中，无舞蹈样动作、手足徐动、肌束颤动、肌萎缩和肌阵挛。双侧腹壁反射存在，双侧肱二头肌反射、肱三头肌反射、膝反射、踝反射对称存在，双侧 Babinski 征阳性，颈软，克氏征、布氏征阴性。余查体不能配合。

临床诊断：

1. 症状性癫痫（颅脑外伤所致）
2. 高血压 3 级（极高危）

问题：

1. 对该患者进行哪些康复评定？
2. 根据康复评定结果，如何制定康复治疗目标及治疗方案和措施？
3. 在康复治疗中，应该注意哪些问题？

（姜永梅）

第十章　脑炎和脑膜炎康复

【实训目的】

通过本课程的实训，使学生对脑炎（encephalitis）和脑膜炎（meningitis）的康复评定及康复治疗方法有较好的认识、理解及掌握，并且能对实际病例进行针对性分析判断，采用确切的康复评定方法和恰当地进行康复治疗。要求如下：

1. 掌握脑炎和脑膜炎的康复评定，脑炎和脑膜炎的三期康复治疗。
2. 熟悉脑炎和脑膜炎的概念、中枢神经系统感染途径和病因学分类。
3. 了解脑炎和脑膜炎的康复结局、健康教育。

【实训方法和内容】

一、实训方法

（一）学生分组对提供的脑膜脑炎案例患者进行分析讨论。讨论内容：脑膜脑炎患者临床主要特征、用药情况、存在的功能障碍特点、采用哪些康复评定、制定明确的康复目标以及采取哪些康复治疗方法、治疗中的注意事项并预测可能的康复结局，给患者提出指导意见。

（二）制定康复治疗目标、计划与具体实施方案。

（三）学生每 2 人一组，进行角色扮演，一人扮演患者，一人扮演治疗师，练习脑膜脑炎患者康复评定和康复治疗的方法。

二、实训内容

（一）根据提供的案例了解脑膜脑炎患者常见的临床特点

1. 颈强直　颈部肌肉强硬对被动运动有抵抗，如被动屈颈有肌痉挛及疼痛。

2. 克氏征　下肢髋、膝关节屈曲成直角，然后使小腿伸直，正常可伸直达 135° 以上，如遇抵抗，小于 135° 并觉疼痛时为阳性。

3. 布氏征　患者仰卧，被动向前屈颈时，两下肢自动屈曲为阳性。

4. 其他　急性起病，可有剧烈头痛、发热、呕吐、全身不适、精神萎靡、意识障碍、感知觉异常等。

5. 血常规、脑脊液检查、影像学检查异常。

（二）采用相应量表对于脑膜脑炎患者进行评定

1. 身体结构和功能水平评定　认知障碍、运动障碍、知觉障碍、言语语言障碍、吞咽障碍、情绪障碍等评定同前述相关章节。

2. 活动及活动受限水平评定　Katz 指数分级法、Kenny 自我照料指数。

3. 参与与参与局限水平评定　WHO 生活质量测定量表（WHOQOL-100 量表）。

4. 康复结局评定 格拉斯哥结局量表(GOS)、改良 Rankin 量表。

(三)结合患者的具体分期及程度情况制定康复治疗目标

1. 近期目标

(1)保持主被动关节活动度,通过肌肉牵伸与放松,预防挛缩的发生。

(2)加强平衡训练,改善患者协调功能。

(3)纠正不正常姿势,改善步态。

(4)改善或维持患者的独立生活能力和生活质量。

(5)针对患者存在的功能障碍,改善患者的意识、言语、认知、吞咽、感知觉、精神和情绪等。

2. 远期目标

(1)预防和减少继发性损伤的障碍如肌肉萎缩、骨质疏松、心肺功能下降、肺炎、周围血液循环障碍、褥疮等的发生。

(2)教会患者代偿策略。

(3)维持患者日常生活活动能力,延长寿命、提高生命质量。

(4)帮助患者和家属调整心理状态。

(四)针对康复治疗分期和目标来制定康复治疗方案

康复治疗原则 尽量早期介入,避免加重病情,避免出现并发症,全面系统康复,个体化治疗。

1. 早期治疗与昏迷期的康复治疗 保持合理肢位、定时改变体位、被动活动各个关节、重视营养支持、积极预防和处理并发症、做好危险管理、高压氧治疗、多感觉刺激技术。

2. 恢复期的康复治疗

(1)运动障碍的康复治疗:可应用 Bobath 治疗技术、Rood 治疗技术、Brunnstrom 治疗技术、运动再学习治疗技术及 PNF 治疗技术等。也可应用强制运动疗法、运动想象治疗、减重步行训练、机器人训练及辅具及矫形器治疗等。

运动训练大体按照运动发育的顺序和不同姿势反射水平进行:翻身→坐起→坐位(坐位平衡)→双膝立位平衡→单膝跪位平衡→站起→立位(站立平衡)→步行来进行。

共济失调可采用 Frenkel's 训练方法、负荷训练法进行治疗。

痉挛处理:多种治疗措施综合运用。全身或范围较大的痉挛可考虑口服巴氯芬,局限范围可使用肉毒毒素进行神经阻滞疗法或无水乙醇神经溶解技术。

(2)认知障碍的康复治疗:采用计算机化的认知障碍康复训练。

注意障碍康复治疗:训练有基本技能训练、作业的及环境的适应性调整。

记忆障碍康复治疗:改善或补偿记忆障碍的方法大体分为基本技能训练、外辅助代偿。

思维障碍康复治疗:可进行分类概念、推理、抽象与概括、思维策略训练等基本技能训练。

(3)知觉障碍的康复治疗

单侧忽略:可采用视扫描训练、忽略侧肢体的作业活动训练、加强忽略侧肢体的感觉输入训练、阅读训练、环境策略等。

各种失用症康复:结构性失用可进行基本技能训练和实用功能活动训练。穿衣失用可用暗示、提醒指导患者穿衣,甚至可一步一步地用语言指示并手把手地教患者穿衣。运动失用如训练刷牙,可把刷牙动作分解示范,然后提示患者一步步完成。意念性失用可采用故事图片排序。

各种失认症康复:物品失认患者可进行与物品相关的各种匹配强化训练。视觉失认患者虽然不能通过眼睛认识以往熟悉的事物，但仍可以利用其他感觉途径如触觉、嗅觉、听觉等对那些“视而不认”的物品、人物进行识别。面容失认患者学习和掌握通过固定衣服的颜色或发型来认识生活在自己身边的熟人，用亲人的照片，让患者反复看，然后把亲人的照片混放在几张无关的照片中，让患者辨认出亲人的照片。颜色失认用各种颜色的图片和拼版，先让患者进行辨认、学习，然后进行颜色匹配和拼出不同颜色的图案，反复训练。

（4）言语障碍的康复治疗

①综合训练，注重口语；②明确障碍，针对治疗；③因人施治，循序渐进；④心理配合，方式多样；⑤指导家属，调整环境；⑥区别缓急，分别治疗。

构音障碍的康复治疗包括构音改善的训练（舌、唇运动训练、发音的训练、减慢言语速度、语音分辨训练、利用视觉训练）、克服鼻音化的训练（“推撑”疗法、引导气流法）、克服费力音的训练、克服气息音的训练、语调训练、音量训练。

（5）精神行为康复治疗

躁动不安的康复治疗：①排除诱因；②环境管理。

异常行为的康复处理：在减少破坏性行为方面，保持一致性。如同一环境里治疗，对行为给予一致反应，每天同时间、同地点给予相同的治疗。

药物治疗：可酌情加用非典型抗精神病药物。

（6）情绪障碍的康复治疗：治疗方法分个别治疗与集体治疗。有严重认知功能障碍者或行为沟通困难者不适合做心理治疗。必要时加用抗抑郁、焦虑的药物治疗。

（7）吞咽障碍的康复治疗：代偿性吞咽治疗，提高咽喉结构运动功能。常用的方法包括口咽活动度训练、行为学方法等。

可应用刺激技术，包括咽部吞咽温度/触觉刺激、机械刺激技术。

（8）日常生活活动能力障碍的康复治疗

急救期：以临床急救治疗优先，应在患者病情许可的范围内，配合做良肢位、体位变换、关节活动、感觉知觉刺激等康复治疗。

急性期：继进行良肢位、体位改变等治疗后，尽早开始实施日常生活活动相关动作的指导，首次训练必须做好危险管理，要经过医生确认。进行床边 ADL 活动训练，如坐位保持、床上起坐、起立、立位保持、进食、坐位或立位下洗漱动作、更衣动作、移乘动作、健侧肢体操作轮椅训练等。

恢复期的康复治疗以 ADL 自理为目标。例如从病房到厕所之间的转移、借助于步行器或拐杖等辅助器具的步行、在治疗人员辅助下完成动作等。家庭 ADL 训练如做饭、洗衣、整理卫生、外出购物等。

维持期以在居住环境中 ADL 活动自理为目的。注重生活环境的调整，根据患者的特点和需求，对居住环境和常用的用具进行改造。

3. 后遗症期的康复治疗 康复治疗的目的是继续训练和利用残余功能，防止功能退化，并尽可能改善患者的周围环境条件以适应残疾，争取最大限度的日常生活自理。同时进行职业康复训练，使患者尽可能回归社会。

在家庭、社区继续进行维持性康复训练。包括步行训练、上下阶梯训练、起立、移乘、双侧协调性改善和操纵轮椅、使用各种工具等上肢的操作性训练。

预防和改善废用性综合征。使用必要的辅助器具（如手杖、步行器、轮椅、矫形器等），以补偿患肢的功能。

维持 ADL 能力的训练，社会参与能力的培养，对家属进行指导，改造家庭环境及可能的社区环境以适应患者完成日常生活活动的需要。

【实训报告】

结合给出的脑膜脑炎患者案例，写出本次实训报告。

实训报告要求：①实训目的与要求；②实训步骤和内容：重点记录康复评定方法及评定结果，详细的康复治疗方案；③实训体会。

思考题：

1. 如何对脑炎、脑膜炎患者进行康复评定？
2. 针对脑炎、脑膜炎恢复期患者的功能障碍，如何制定相应的康复治疗方案？

附案例：

王某某，男性，15 岁，因“右侧肢体活动不利伴言语障碍 1 月余”入院。

患者于 1 月前无明显诱因出现发热，体温达 39℃，伴头痛呕吐，右侧肢体活动不利及言语欠连贯，后突发意识不清、四肢抽搐，伴口吐白沫、牙关紧闭，持续约 2 分钟。急送当地医院就诊查血常规白细胞增高，查脑电图显示广泛性异常脑电图，颅脑 MRI 平扫 + 增强示左侧额颞叶异常信号影，增强后颅内软脑膜强化略明显，考虑病毒性脑炎可能性大，脑脊液检查 HSV 特异性抗体阳性，遂诊断为单纯疱疹病毒性脑炎、继发性癫痫，给予抗病毒、激素、脱水、降颅压、抗癫痫、营养支持等治疗后患者神志转清，体温降至正常，但仍有右侧肢体活动不利伴言语障碍，且家人发现患者近期时有哭吵，情绪不稳，为进一步治疗收入我科。目前患者无饮水呛咳，无吞咽困难，大小便可自控，睡眠不佳。

既往体健。

查体：体温 36.5℃，脉搏 70 次 / 分，呼吸 18 次 / 分，血压 120/80mmHg，发育正常，营养中等，神志清楚，言语表达不连贯，查体合作。双侧眼球活动自如，瞳孔大小及对光反射正常。全身皮肤无黄染，浅表淋巴结未触及肿大，头颅及耳、鼻、眼外观无异常。有颈抵抗，克氏征和布氏征阳性。气管居中，双肺叩诊清音，听诊呼吸音清晰，未闻及干湿啰音。专科检查：患者神志清楚，言语表达不连贯，定向力稍减退，无饮水呛咳及吞咽困难。面部感觉正常，口角无歪斜，双侧咽弓上抬对称，咽反射正常，伸舌居中。右上肢和右下肢肌力 3+ 级，肌张力不高，双侧指鼻试验及轮替试验尚可，能家人扶持下行走。双侧浅、深感觉检查无异常，腹壁反射正常，双侧肱二、三头肌腱反射正常，双侧髌阵挛、踝阵挛阴性，右侧 Babinski's (+)。

临床诊断：

1. 单纯疱疹病毒性脑炎
2. 继发性癫痫

问题：

1. 作为康复治疗师，应该对该患者进行哪些康复评定？
2. 根据康复评定结果，如何制定康复治疗目标及治疗方案和措施？
3. 在康复治疗中，应该注意哪些问题？

（孙莉敏）

第十一章　胶质瘤和脑膜瘤康复

【实训目的】

通过本课程的实训，使学生对胶质瘤（glioma）和脑膜瘤（meningioma）的康复评定及康复治疗方法有较好的认识、理解及掌握，并且能对实际病例进行针对性分析判断，采用确切的康复评定方法并恰当地进行康复治疗。要求如下：

1. 掌握胶质瘤和脑膜瘤的疼痛评定、心理功能评定、运动功能评定；康复治疗指征，心理治疗、运动障碍的康复治疗。

2. 熟悉胶质瘤和脑膜瘤的失语症评定与治疗、构音障碍评定与治疗，认知功能评定与治疗、康复结局。

3. 了解胶质瘤和脑膜瘤的临床主要特征、临床处理原则；胶质瘤和脑膜瘤放疗、化疗期间的康复治疗。

【评定用具与量表】

1. 目测类比评分法、抑郁自评量表（SDS）、焦虑自评量表（SAS）、Karnofsky 活动状况评定量表、Raven 生活质量分级。

2. 胶质瘤和脑膜瘤患者案例的简要病历，视频及图片资料。

【实训方法和内容】

一、实训方法

（一）指导学生分组对提供的胶质瘤和脑膜瘤案例进行分析讨论。讨论内容：胶质瘤和脑膜瘤患者的临床特点、采用哪些康复评定、制定明确的康复目标以及采取哪些康复治疗方法、治疗中的注意事项并预测可能的康复结局，给患者提出指导意见。

（二）根据讨论结果制定康复治疗目标、计划与具体实施方案。

（三）学生每 2 人一组，进行角色扮演，一人扮演患者，一人扮演治疗师。模拟治疗师进行病史询问，进行康复评定和康复治疗的具体实施。

二、实训内容

（一）根据提供的案例了解胶质瘤和脑膜瘤患者常见的临床特点

1. 颅内压增高的症状和体征　头痛、呕吐、视神经盘水肿，其中视神经盘水肿是颅内压增高重要的客观体征。还可出现视力减退、复视、头晕、猝倒、精神症状、意识障碍等。

2. 局灶性症状和体征　与肿瘤的具体位置及毗邻的脑区功能直接相关，包括两种类型：一种是刺激性症状，如癫痫、疼痛、肌肉抽搐等；另一种是正常神经组织受到挤压和破坏而导致的功能丧失,如偏瘫、失语、感觉障碍、认知障碍、视野损害等。

(二)采用下述量表对胶质瘤和脑膜瘤患者进行功能评定

康复评定包括疼痛评定、心理功能评定、运动功能评定、言语功能评定、认知功能评定及其他功能障碍的评定。

1. 疼痛评定 目测类比评分法。

2. 心理功能评定 抑郁自评量表(SDS)、焦虑自评量表(SAS)。

3. 运动、言语、认知及其他功能障碍评定(见主教材第十二章第二节内容)。

4. 活动水平评定 Karnofsky 活动状况评定量表、Raven 生活质量分级。

(三)依据患者的康复评定结果制定康复治疗目标

康复治疗原则:

1. 康复治疗是肿瘤综合治疗过程中必不可少的重要环节,贯穿于肿瘤治疗的始终,以改善患者功能、提高生存质量和延长生存期为目的。

2. 肿瘤患者不同病期、不同病情的康复目的不同,应因人而异,在康复评定的基础上,采取个体化的治疗方案,并随时根据病情与功能状况的变化来修正治疗计划。

3. 选择合适的康复时机,在病情允许的情况下,康复介入越早,效果越好。

4. 在进行功能障碍的训练过程中,要循序渐进,使患者身心逐渐适应。充分调动患者的积极性,增强治疗的信心。

5. 采用综合的康复治疗方法,包括物理治疗、作业治疗、言语治疗、心理治疗、传统康复方法等,尤其要注重心理治疗。

(四)根据患者康复治疗目标制定康复治疗方案

1. 心理治疗

(1)早期患者:帮助患者及其家属正确面对肿瘤,稳定情绪,积极治疗。同时进行肿瘤防治和康复知识的宣教。

(2)中期患者:①心理支持疗法;②理性情绪疗法;③集体心理疗法;④放松疗法。对严重的抑郁或焦虑患者,必要时可选择相应的药物治疗。

(3)晚期患者:尽最大努力减轻患者的痛苦,做好家属工作,对患者应持良好的态度,给予充分的关怀、鼓励和心理支持,使其尽可能完成最后的心愿。

2. 肿瘤患者放疗、化疗期间的康复治疗

(1)康复护理:对体弱卧床的患者尤应加强康复护理,如保持正确的体位、定时翻身以防褥疮,保护好放射治疗视野的皮肤、注射化疗药物部位如有静脉渗漏要及时对症治疗。

(2)营养疗法:提供易于消化、搭配合理、营养均衡的食物。对不能经口进食者要实施肠外营养。

(3)康复治疗:可采用相应的物理疗法、作业疗法等改善患者功能状况。体弱长期卧床患者要进行呼吸体操、关节的主 / 被动活动、肢体按摩、下肢外部气压循环治疗等以防止各种并发症。对有大脑局灶性损伤症状者要根据患者病情给予相应的治疗。对放疗、化疗后骨髓造血功能抑制,白细胞减少者可进行毫米波穴位治疗等。

3. 偏瘫的治疗

(1)急性期:

1)正确的体位摆放:卧床患者肢体宜置于抗痉挛体位,即上肢伸展位、肩胛骨下垫薄枕,下肢屈曲位、中立位。

2）定时翻身、叩背，条件允许时可使用交替充气气垫床。

3）关节的被动活动：肩外展、外旋，前臂旋后、腕背伸、指伸展、伸髋、屈膝、踝背屈等。

4）按摩：动作宜轻柔、缓慢而有规律。

5）利用联合反应、共同运动等低位中枢的反射诱发肢体主动性活动。

6）床上活动训练：①上肢运动：Bobath 握手；②双桥式运动；③翻身训练；④下肢运动。

7）肌张力低下时，可采用以下方法提高肌张力：①用手轻轻拍打或用软刷刷擦患肢；②用振动器在患肢进行振动治疗；③快速牵拉、挤压患肢各关节以刺激本体感觉；④在相应皮肤感觉区做短暂冰刺激；⑤患肢进行低、中频电刺激，针灸治疗。

8）患者病情允许时，可利用站立床进行站立训练，逐渐增加角度。

（2）恢复期

治疗目的：降低肌张力，预防或抑制异常痉挛模式，打破共同运动模式，诱发分离运动，提高偏瘫恢复质量，最终让患者以正常或接近正常的运动模式活动。

1）根据病情，急性期的各种训练可选择进行。

2）避免不利因素影响：如紧张、恐惧、疼痛、不正确体位、不正确抗阻力运动等。

3）肌张力增高时，可采用以下方法降低肌张力：①利用良姿位抗痉挛模式；②可行超短波、红外线、蜡疗、痉挛肌电刺激疗法、热水浴等；③利用原始反射；④重心转移；⑤浸冰水浴；⑥充气压力夹板固定肢体；⑦牵伸疗法；⑧肌电生物反馈疗法；⑨严重肌痉挛可口服肌肉松弛剂（如巴氯芬）或采用 A 型肉毒毒素局部痉挛肌多位点注射。

4）床上活动训练：包括牵伸患者的躯干肌、单桥式运动、髋控制能力的训练、屈伸膝控制训练、上肢训练、起坐训练等。

5）坐位平衡训练：进行坐位、跪立位及站立位下做前、后、左、右重心转移训练。

6）坐-站起训练：患者取坐位，双足后撤平放于地面，与肩同宽，双上肢Bobath握手、伸肘、肩充分前伸、躯干前倾、双腿均匀持重、伸髋伸膝站起。

7）站立平衡训练：包括Ⅰ、Ⅱ、Ⅲ级平衡训练。

8）步行训练：①持杖步行；②上、下楼梯的训练；③实施针对性的训练。

9）根据病情可进行强制性使用训练、运动想象训练等。有条件可借助康复机器人训练、虚拟现实情景训练等。

10）作业治疗：① ADL 训练；②精细、协调功能训练。

11）传统康复疗法：针灸、按摩、推拿等。

12）辅助器具和矫形器的应用：日常生活辅助器具、助行器、踝-足矫形器等。

【注意事项】

1. 患者病情稳定、生命体征平稳后即可开始康复。康复介入越早，效果越好，适时做好对于胶质瘤和脑膜瘤的常识宣教及健康教育。

2. 在对患者评定和治疗中注意作好解释工作以取得患者的配合。

3. 在评定和治疗操作中加强对患者的保护，注意安全。

4. 注重心理康复，消除患者的顾虑。

5. 训练要循序渐进，要避免疲劳。

【实训报告】

结合给出的患者案例，写出本次实训报告。

实训报告要求：①实训目的与要求；②实训步骤和内容：重点记录康复评定方法及评定结果，详细的康复治疗方案；③注意事项；④实训体会。

思考题：

1. 如何评定胶质瘤患者的疼痛分级和心理状况？
2. 胶质瘤偏瘫患者康复治疗的注意事项？

附案例：

周某某，男性，61岁，因“颅内占位性病变（少突星形细胞瘤）术后50天”入院。

患者50天前因“发作性颈部抽搐，右眼下视固定”就诊于北京天坛医院检查，诊断：颅内占位性病变（额左）（低级别胶质瘤可能性大）于2017年3月1日在全麻下行左额颞开颅病变切除术，术后患者右侧肢体活动差，给予降颅压、预防癫痫、预防感染；高血压、糖尿病内科治疗，病情稳定。于3月16日出院。2017年3月25日因右侧肢体无力较术后差，为进一步诊治入住长治市和济医院，入院诊断：脑积水，于2017年4月5日行脑脊液引流治疗（放置引流8天），引流治疗3~4天右侧肢体无力症状有改善，于4月20日出院。住院期间发现右肩关节脱位，给复位，肩带外固定。目前精神食欲可，大便干结、小便频数，仍存在右侧肢体活动不灵，不能独立翻身、坐、站行走，患者术后口服丙戊酸钠预防癫痫，未发现有癫痫发作。

既往有高血压病史10余年，收缩压最高达180mmHg，规律服用降压药，血压控制可；糖尿病病史3年余，规律服用降糖药，血糖控制可。

查体：体温36.4℃，脉搏80次/分，呼吸16次/分，血压132/78mmHg，心率80次/分，律齐，各瓣膜听诊区心音正常，未闻及杂音，未闻及心包摩擦音。腹软，全腹无压痛，反跳痛，肝、脾肋下未触及，未触及包块。专科检查：神志清楚，言语流利，理解力、定向力、注意力可，计算力差。左侧肌力及肌张力正常，右上肢肌力2~3级、右肩关节主动活动受限伴疼痛，右下肢肌力3级，肢体感觉运动正常，生理反射存在，病理反射未引出。克氏征（-），关节无红肿，运动正常，双下肢无水肿。

临床诊断：

1. 颅内占位性病变（少突星形细胞瘤）术后
2. 脑积水引流术后
3. 高血压3级（极高危组）
4. 2型糖尿病
5. 右肩关节脱位复位固定术后

问题：

1. 作为康复治疗师，应该对该患者进行哪些康复评定？
2. 根据康复评定结果，如何制定康复治疗目标及治疗方案和措施？
3. 在康复治疗中，应该注意哪些问题？

（王　龙）

第十二章　缺血缺氧性脑病康复

【实训目的】

通过本课程的实训，使学生对缺血缺氧性脑病（hypoxic-ischemic encephalopathy）的康复评定及康复治疗方法有较好的认识、理解及掌握，并且能对实际病例进行针对性分析判断，采用确切的康复评定方法和恰当地进行康复治疗。要求如下：

1. 掌握缺血缺氧性脑病的认知功能评定、身体功能评定、日常生活活动能力评定；运动/作业疗法的治疗原则和方法。

2. 熟悉缺血缺氧性脑病的临床主要特征；缺血缺氧性脑病吞咽功能评定、构音障碍的功能评定、心理功能评定及综合评定，构音训练，吞咽训练。

3. 了解缺血缺氧性脑病的药物治疗，认知训练，心理治疗，传统康复治疗方法及康复结局。

【评定用具与量表】

1. 皮尺、量角器、秒表、靠背椅子（有扶手）、彩色胶布、体操棒、水杯、温开水，生活用品若干以及笔、纸等。

2. LOTCA 认知功能评定量表、Fugl-Meyer 评定量表、关节活动度功能评定表、手法肌力检查记录表、改良 Ashworth 痉挛量表、Berg 平衡量表、“站起—走”计时测试记录表、Holden 步行能力分级表、Barthel 指数量表、Frenchay 构音障碍评定量表。

3. 缺血缺氧性脑病患者案例的简要病历。

【实训方法】

1. 学生分组对提供的缺血缺氧性脑病案例患者进行分析讨论。讨论内容：缺血缺氧性脑病患者临床主要特征、用药情况、存在的功能障碍特点、采用哪些康复评定、制定明确的康复目标以及采取哪些康复治疗方法、治疗中的注意事项并预测可能的康复结局，给患者提出指导意见。

2. 制定康复治疗目标、计划与具体实施方案。

3. 学生每 2 人一组，进行角色扮演，一人扮演患者，一人扮演治疗师，练习缺血缺氧性脑病患者康复评定和康复治疗的方法。

【实训内容】

（一）根据提供的案例了解缺血缺氧性脑病患者常见的临床特点

1. 认知功能障碍　很常见，主要表现为记忆力障碍、计算力及定向障碍，部分患者可有精神行为异常。

2. 运动功能障碍　缺血缺氧性脑病可导致患者多种运动功能障碍，如肌张力异常、抽搐、震颤、手足综合征、帕金森病等。

3. 言语障碍 主要表现为运动性构音障碍。

4. 吞咽障碍

5. 癫痫和肌阵挛 在成人缺血缺氧性脑病后住院期间很常见。

（二）采用相应上述量表对于缺血缺氧性脑病患者进行评定

1. 认知功能评定 LOTCA 认知功能评定量表。

2. 运动功能评定 手法肌力评定、关节活动范围测量、改良 Ashworth 痉挛量表、Berg 平衡量表及“站起—走”计时测试、Holden 步行功能分类、Fugl-Meyer 评定量表。

3. 吞咽功能评定 反复唾液吞咽测试及饮水试验。

4. 构音障碍评定 Frenchay 构音障碍评定法。

5. 日常生活活动能力评定 Barthel 指数评定量表。

（三）结合患者的具体分期及程度情况制定康复治疗目标

1. 近期目标

（1）保持主被动关节活动度以满足患者功能性活动的需要；通过肌肉牵伸与放松，预防挛缩的发生。

（2）加强患者肌力、重心转移和平衡训练，增强姿势稳定性、平衡反应、安全意识。

（3）进行扩胸训练，维持或增加肺活量及说话能力。

（4）纠正不正常姿势，改善步态。

（5）维持或改善患者耐力，预防或减轻废用性萎缩及肌无力。

（6）改善或维持患者的独立生活能力和生活质量。

（7）教会患者节省能量和工作简化技术。

（8）改善患者认知及适应对生活方式的调整。

2. 远期目标

（1）预防和减少继发性损伤的障碍如肌肉萎缩、骨质疏松、心肺功能下降、肺炎、周围血液循环障碍、褥疮等的发生。

（2）教会患者代偿策略。

（3）维持患者日常生活活动能力，延长寿命、提高生命质量。

（4）帮助患者和家属调整心理状态。

（四）针对康复治疗分期和目标来制定康复治疗方案

康复治疗原则：应采取综合治疗，包括临床、康复治疗、心理治疗及护理等。其治疗策略在于，对于早期患者，在改善症状的同时，重在预防运动并发症的发生。而对于恢复期患者，重在治疗运动并发症和其他与缺血缺氧性脑病相关症状。需要注意的是康复治疗的过程必须预防癫痫发作，长期的癫痫发作可导致较高的死亡率。

1. 物理治疗方法

（1）认知功能训练

1）记忆力训练：计算机辅助训练模式进行复述、视意象、奇像顺序记忆、首词记忆术、PQRST 法等的训练。

2）注意力的训练：包括反应时训练，注意的维持、选择性、转移性以及分配性训练。

3）心理治疗：向患者讲解疾病的相关知识，正确对待疾病；给予患者积极的关注和关爱，并对所取得的点滴成绩给予肯定和鼓励，重树信心，积极进行各种功能锻炼。

（2）运动疗法

1）松弛训练：应用本体感觉神经肌肉促进法（PNF 技术）有节奏地进行，从被动帮助到主动运动，开始在小范围运动，逐步进行到全运动范围，具有松弛肌强直作用。①头、下肢反向运动；②腰部旋转运动；③双肩部反向运动；④头、颈、肩、腰部组合运动；⑤肩、胸部前伸、后退运动。

注意：①开始时要缓慢，转动时要有节奏；②从被动转动到主动转动；③从小范围转动到全范围转动；④转动时使患者没有被牵拉的感觉，而只有松弛的感觉。

2）关节活动度训练：强调整体运动功能模式，包括躯干、肩、骨盆等成分的训练，主要部位为髋、膝、颈、肩、肘、手指等关节。重点是牵拉缩短的、绷得紧紧的屈肌，防止挛缩的发生。

注意：①避免过度牵拉及出现疼痛；②注意骨质疏松的可能，防止造成骨折；③避免用力过大或活动过度造成软组织损伤。

3）增强肌肉肌力训练：①被动运动模式：神经肌肉电刺激、传递冲动训练；②辅助主动运动；③主动运动：训练肢体置于抗重力位，防止非训练部位代偿运动；④抗阻运动。

4）平衡训练：进行坐位、跪立位及站立位下前、后、左、右重心转移训练；或在这四个方向轻推或拉患者，使之脱离平衡状态，让患者自己恢复平衡状态。

5）协调训练：①俯卧位下两膝关节交替地做屈伸练习；②模仿治疗师的手足交互运动；③坐位下伸腿击掌；④上、下肢反向运动；⑤上肢翻转交叉再复原运动。

6）步态训练：①按音乐的节奏、击掌节拍或按照治疗师口令“1、2、1”加快启动速度和步行速度；步行前也可做足离地训练；②行走时步幅及宽度控制在可通过地板上加设标记来进行；③在前面设置 5~7.5cm 高的障碍物，让患者行走时跨步；④上肢摆动和躯干旋转训练；⑤训练步行时手足同时做不同的动作；⑥重心的前后移动训练；⑦上、下肢协同运动训练：治疗师指引患者两上肢交替摆动、行走训练；⑧转弯训练：绕椅子做“8”字行走。

（3）物理因子治疗：水疗、热疗、离子导入治疗、神经肌肉电刺激治疗、肌电生物反馈。

2. 作业疗法

（1）手的训练：旋前、旋后训练；抓放训练；手精细运动训练。

（2）日常生活活动能力训练

1）疾病的早期：重点选择穿脱衣服，坐、站转换（见主教材融合资源图 5-20、5-21），进出厕所、淋浴间或浴池，携物行走，上下车等活动作为训练内容。

2）恢复期训练：维持其原有的功能和活动能力，加强日常活动的监督和安全性防护，提供简单、容易操作、省力的方法完成各种活动。

3）家务照料和安全：按照患者自己的习惯安全地从事家务活动，合理安排和计划家务活动及自我料理。

3. 构音障碍训练（见主教材第十三章第三节）

4. 吞咽训练（见主教材第十三章第三节）

5. 传统康复治疗 中药、针灸、推拿及传统体育运动等手段。

6. 辅助装置的应用和环境改造

根据患者的情况，给予辅助装置和环境改造的建议，目的就是纠正患者的异常姿势，能够最大限度地达到生活自理。

【注意事项】

1. 注意药物治疗与康复治疗的配合，适时做好对于缺血缺氧性脑病的常识宣教及健康教育。

2. 在对患者评定和治疗中注意作好解释工作以取得患者的配合。

3. 在评定和治疗操作中加强对患者的保护，注意安全。

4. 注意心理康复，消除患者的顾虑。

5. 训练要循序渐进，要避免疲劳。

【实训报告】

结合给出的缺血缺氧性脑病患者案例，写出本次实训报告。

实训报告要求：①实训目的与要求；②实训所需仪器设备；③实训步骤和内容：重点记录康复评定方法及评定结果，详细的康复治疗方案；④注意事项；⑤实训体会。

思考题：

1. LOTCA 认知功能评定量表主要包括哪些方面？

2. 缺血缺氧性脑病患者松弛训练、平衡功能训练、协调训练包括哪些方法？

附案例：

郑某某，男性，24 岁，因“四肢活动不灵 4 月余”入院。

4 月余前患者意外被电击后出现意识丧失，摔倒地，呼之不应，呼吸、心搏骤停，工友立即给予胸外按压，120 急诊救护给予呼吸球囊辅助通气、电除颤，建立静脉通路应用“洛贝林、尼可刹米、肾上腺素、多巴酚丁胺”，送至当地医院重症医学科，给予呼吸机辅助呼吸并行气管切开，给予营养神经、清除自由基、醒脑、脱水、抗感染等治疗，患者生命体征逐渐平稳，意识内容差，间断双眼凝视、肢体抽动。后转至我院，给予脱水降颅压、醒脑、营养脑细胞、抗癫痫等综合治疗，患者意识渐清，拔除气管套管，但遗留四肢活动不灵，言语认知障碍，继续给予上述治疗，肢体认知功能较前改善后出院。曾于我院康复训练治疗，肢体主动运动能力及认知功能稍有改善，目前仍四肢活动不灵，协调性稍差，定向力及记忆力减退，计算力差。为求进一步综合康复治疗，再次来我科就诊，门诊以“缺氧缺血性脑病”为诊断收入我科。

既往体健，无食物药物过敏史。

查体：体温 36.2°C，脉搏 68 次 / 分，呼吸 14 次 / 分，血压 120/71mmHg。神志清，查体合作。全身皮肤无黄染，面部无紫绀，浅表淋巴结未触及肿大，头颅及耳、鼻、眼外观无畸形，颈无抵抗，气管居中。双肺呼吸音粗，未闻及干湿性啰音，心率 68 次 / 分，律齐，各瓣膜听诊区未闻及病理性杂音，双下肢无水肿。专科检查：神志清，精神可，言语欠清，听理解正常，定向力及记忆力减退，计算力稍差，粗测双眼视力较差，双侧睑裂等大，双侧眼球向各方向运动充分，双侧瞳孔直径约 3mm，对光反射存在。双侧额纹对称，右侧鼻唇沟较浅，伸舌右偏。双耳听力粗测正常。左侧肢体肌张力增高，Ashworth 分级：左上级 1+ 级，左手 2 级，左下肢 1 级，右侧肢体肌张力正常。左上肢及左下肢腱反射活跃，双巴氏征未引出，左侧霍氏征阳性。肢体运动功能上田敏分级：双上肢 9 级，双手 9 级，双下肢 9 级。双侧指鼻试验配合，左侧欠稳准，左侧跟 - 膝 - 胫检查欠稳准。深浅感觉减退，脑膜刺激征阴性，腹壁反射正常存在。坐位平衡 3 级，站位平衡 2 级。

临床诊断:缺血缺氧性脑病

问题:

1. 作为一名康复治疗师,应该对患者进行哪些康复评定?
2. 根据康复评定结果,如何制定康复治疗目标及治疗方案和措施?
3. 在康复治疗中,应该注意哪些问题?

(李　哲)

第十三章　神经系统常见病症康复

第一节　神经病理性疼痛康复

【实训目的】

通过本课程的实训，使学生对神经病理性疼痛（neuropathic pain，NP）的康复评定及康复治疗方法有较好的认识、理解及掌握，并且能对实际病例进行针对性分析判断，采用恰当的康复治疗。要求如下：

1. 重点掌握神经病理性疼痛的评定方法及物理因子治疗。
2. 熟悉神经病理性疼痛的运动疗法。
3. 了解神经病理性疼痛的中国传统康复治疗。

【评定用具与治疗设备】

1. 笔、纸、直尺。
2. 口述分级评分法量表、简化 McGill 疼痛问卷。
3. 各种物理因子治疗设备、运动疗法设备、针灸针。
4. 神经病理性疼痛患者案例的简要病历。

【实训方法和内容】

一、实训方法

（一）学生分组对提供的神经病理性疼痛案例患者进行分析讨论。讨论内容：神经病理性疼痛患者临床表现、采用哪些康复评定方法进行评定、制定明确的康复目标以及采取哪些康复治疗方法、治疗中的注意事项。

（二）分析康复评定结果、制定康复治疗目标、设计康复治疗方案。

（三）学生每 2 人一组，进行角色扮演，一人扮演患者，一人扮演治疗师。模拟治疗师进行病史询问，进行康复评定和康复治疗的具体实施。

（四）对学生实训的结果和存在的问题进行分析总结；要求学生记录本节课的实训内容、要点及实训体会。

二、实训内容

（一）神经病理性疼痛的康复评定

1. 目测类比评分法　具体方法：在纸上或尺上划 10cm 长的线段，按毫米划格，直线左端表示无痛（0），右端表示极痛（100）。目测后让患者根据自己所感受的疼痛程度，在直线上的某一点位置表达出来。从起点至记号处的距离长度也就是疼痛的量。一般重复两次,取平均值。

2. 数字分级评分法 数字范围为0~10,0表示无痛,10表示最痛,被测者根据个人疼痛感觉在其中一个数作记号。

3. 简化 McGill 疼痛问卷 包括Ⅰ疼痛分级指数(pain rating index,PRI)评定、Ⅱ目测类比评分法、Ⅲ现时疼痛强度评定三部分。

(二)记录评定结果并进行分析

(三)制定康复治疗目标

(四)制定康复治疗方案

神经病理性疼痛康复治疗包括物理因子治疗、运动疗法、作业疗法、心理疗法、药物治疗、中国传统康复治疗等。可根据患者具体情况选择适当的康复治疗方法。

1. 物理因子治疗 可根据临床具体情况选择其中2~3种理疗。

(1)电疗法:首选经皮神经电刺激疗法,其他如调制中频电疗法、直流电药物离子导入疗法、干扰电疗法。

(2)热疗和冷疗:热疗包括电热垫、电光浴、热水浴、中药熏蒸等;冷疗包括冷敷、冷喷、冰按摩、冰水浴等。

(3)光疗法:包括红外线、激光、紫外线等。

(4)超声波疗法:适合神经肌肉、骨骼系统所引起的疼痛。

(5)其他:磁疗法、蜡疗等。

2. 运动疗法 主要包括关节活动度训练、肌力增强训练、耐力训练等。

3. 作业疗法 主要包括日常生活活动训练、职业和技巧训练、家务活动训练、知觉训练等。

4. 心理疗法 可采用生物反馈疗法、认知行为矫正、放松训练、注意力转移训练等。

5. 中国传统康复治疗 采用针灸、推拿等手段。

【注意事项】

1. 对患者进行评定和治疗时,应注意作好解释工作以取得患者的配合。
2. 操作物理因子治疗设备时,遵守操作规范,注意安全,加强巡视,避免意外。
3. 康复训练过程中要采取循序渐进原则,避免引起疼痛反应。

【实训报告】

结合给出的神经病理性疼痛患者案例,写出本次实训报告。

实训报告要求:①实训所需仪器设备;②实训步骤和内容:重点记录康复评定方法及评定结果,制定的康复目标,设计的康复治疗方案;③注意事项;④实训体会。

思考题:

1. 神经病理性疼痛的康复评定方法有哪些?
2. 神经病理性疼痛的物理因子治疗主要有哪些?

附案例:

张某某,女性,65岁。因“右足部痛觉敏感1个月”入院。

患者于1个月前无明显诱因出现右足部疼痛，尤其是穿袜子时、用手触摸时疼痛加重，伴右足冰凉麻木。自行服用非甾体类镇痛药物症状未见明显缓解，为求进一步诊治来我院。

既往2型糖尿病史10年，平素口服二甲双胍降糖，空腹血糖值8.5~11.0mmol/L之间。

查体：心、肺、腹部未见异常，四肢无畸形。双足肤色肉眼观正常，皮肤温度正常，动脉搏动良好。针刺试验右足部时，患者迅速缩回足部，其足部出现难以忍受的烧灼痛。空腹血糖10.5mmol/L，血常规、凝血、肝肾功能、电解质、多普勒血流检查和神经传导速度检查无异常。

诊断：糖尿病神经病理性疼痛

问题：

1. 如何对患者进行目测类比评分法评定？
2. 根据康复评定结果，该患者可以采取哪些康复治疗措施？
3. 在康复治疗中，应注意哪些问题？

（刘 波）

第二节 共济失调康复

【实训目的】

通过本课程的实训，使学生对共济失调（ataxia）的康复评定及康复治疗方法有较好的认识、理解及掌握，并且能对实际病例进行针对性分析判断，采用恰当的康复评定及康复治疗方法。要求如下：

1. 重点掌握共济失调的康复评定和康复治疗方法。
2. 熟悉共济失调的临床表现、分型、运动治疗目的与原则。
3. 了解共济失调的各型特点。

【评定用具与量表】

1. 康复治疗床、秒表、笔、纸、体操棒、体操球。
2. Berg平衡评定量表、Tinnetti量表、平衡测试分析系统。
3. 共济失调病患者案例的简要病历。

【实训方法和内容】

一、实训方法

（一）学生分组对提供的共济失调案例患者进行分析讨论。讨论内容：共济失调患者临床表现、采用哪些康复评定方法进行评定、制定明确的康复目标以及采取哪些康复治疗方法、治疗中的注意事项。

（二）分析康复评定结果、制定康复治疗目标、设计康复治疗方案。

（三）学生每2人一组，进行角色扮演，一人扮演患者，一人扮演治疗师。模拟治疗师进行病史询问，进行康复评定和康复治疗的具体实施。

（四）对学生实训的结果和存在的问题进行分析总结；要求学生记录本节课的实训内容、

要点及实训体会。

二、实训内容

（一）共济失调的康复评定

1. 协调运动的神经学检查 指鼻试验、对指试验、轮替试验、反弹试验、跟膝胫试验、划线试验。

2. 平衡功能评定

（1）简易评定法：静态平衡法：如 Romberg 检查法；动态平衡法：坐、站立时移动身体，在不同条件下行走，如足跟碰足趾、足跟行走、足尖行走、走直线、侧方走、倒退走等。

（2）量表评定法：可用 Berg 平衡评定量表、Tinnetti 量表、"站起 - 走"计时测试。

（3）平衡测试分析系统检测：测量不同状态下人体重心位置、移动的面积和形态等。

（二）记录评定结果并进行分析

（三）制定康复治疗目标

（四）制定康复治疗方案

1. 改善坐位的姿势稳定 患者坐在低的治疗床上，背部不支持，足平放地板上，手扶前方桌上，让他伸展脊柱、前倾骨盆，同时尝试用视固定使头在空间定向。练习向各个方向转移体重，进而让他抬起一手，并探取物品。一旦患者能不用支持地稳坐片刻，就轻轻地推或拉他。练习向各个方向探取物体，抓放物体，持物做关节全活动范围的运动。使用体操棒、体操球进行平衡训练。

2. 改善站和走时的姿势稳定

（1）在站立中期，即一下肢在前另一在后的站着时，体重移向站立的下肢，在此情况下要练习对髋伸肌和外展肌的控制。

（2）为发展在直立位重新获得和保持平衡的能力，治疗师可在各个方向上应用交替的轻拍。

（3）为练习在窄基底上行走和使步距对称，患者可在地板上预先标好的脚印上行走练习。

（4）为练习对称的步行，可用下面方式踏步：①与节拍器或音乐同步；②与治疗师的计数同步；③与患者自己的计数同步；④治疗师控制患者的肩，使肩活动与正常走路的姿势同步。

（5）为使患者有单腿站立平衡的感觉，治疗师单膝跪在患者前方，患者将迈步腿屈髋、屈膝、踝背屈、足放在治疗师大腿上，治疗师沿站立腿的骨盆和髋向下压缩。

（6）为使患者有正常向前踏步的感觉，治疗师可将患者放在自己大腿上的足移到正常足跟着地时的位置以引起相应的平衡反应，此时患者的站立腿必须仍保持于伸髋位。

（7）为训练步行和推进步态活动，可让患者：①走和越过障碍物；②弯腰拾物或探取物品以改变重心的高度。

3. 改善协调 为改善协调可进行 Frenkel 体操（Frenkel exercise）。

4. 辅助器具的应用 根据患者的具体情况选用合适的辅助器具。

【注意事项】

1. 对患者进行评定和治疗时，应注意作好解释工作以取得患者的配合。
2. 操作平衡测试设备时，遵守操作规范，注意安全。
3. 康复训练过程中要注意对患者的防护，以免摔倒。

【实训报告】

结合给出的共济失调患者案例,写出本次实训报告。

实训报告要求:①实训所需仪器设备;②实训步骤和内容:重点记录康复评定方法及评定结果,制定的康复目标,设计的康复治疗方案;③注意事项;④实训体会。

思考题:

1. 共济失调的常见临床表现?
2. 共济失调的康复治疗原则是什么?

附案例:

李某某,男性,60 岁,因“头晕、走路不稳、讲话语速慢、口齿欠清 20 天”入院。

患者于 20 天前无明显诱因出现头晕,恶心、呕吐,走路不稳,无意识不清,在某医院行头 MRI 检查提示“右侧小脑半球病灶呈 T_1WI 低信号,T_2WI 呈高信号,DWI 呈明显高信号”,予以降纤、改善循环、营养神经等对症治疗。治疗 20 天后头晕略有减轻,仍走路不稳,伴语速慢,口齿欠清,为求进一步康复前来我院。

既往高血压病史 5 年,2 型糖尿病史 4 年。

查体:体温:36.4℃,呼吸:18 次 / 分,心率:78 次 / 分,血压:140/90mmHg。心、肺、腹部未见异常,四肢无畸形。双侧肢体肌力正常,肌张力尚可,病理征未引出,双侧肢体深、浅感觉均正常,右侧肢体指鼻试验、跟膝胫试验阳性。

临床诊断:

1. 小脑梗死
2. 高血压病 3 级(高危)
3. 2 型糖尿病

问题:

1. 该患者应进行哪些康复评定?
2. 根据康复评定结果,如何对患者进行康复治疗?
3. 在康复训练过程治疗中,应注意哪些问题?

(刘 波)

第三节 肌痉挛康复

【实训目的】

通过本章节实训课程,使学生进一步加深对痉挛(spasticity)的临床特点、康复评定及康复治疗方法的认识、理解及掌握,学习针对实际案例进行分析评估,制定合理有效的康复治疗目标及具体的康复治疗计划。要求如下:

1. 掌握痉挛的 Ashworth 痉挛量表、改良 Ashworth 量表评定,痉挛的康复治疗,痉挛的治疗目标、治疗原则。

2. 熟悉痉挛的定义、病因与分类，痉挛对功能活动等的影响（功能评定），以巴氯芬和肉毒毒素（BTXA）为代表的药物治疗。

3. 了解痉挛的病理生理机制，痉挛的量表评定（Ashworth 量表除外）、仪器评定，痉挛的神经传导阻滞治疗、手术治疗，痉挛处理的"七阶梯方案"。

【评定用具与量表】

1. 关节活动范围量角器、直尺、15cm 高台阶、秒表、有扶手凳子、无扶手凳子、生活用品若干及笔、纸等。

2. Ashworth 痉挛量表、改良 Ashworth 量表、关节活动范围测量、Berg 平衡量表、改良 Barthel 指数评分量表。

3. 痉挛患者案例的简要病历。

【实训方法和内容】

一、实训方法

（一）指导学生分组对本章节提供的痉挛案例患者进行分析讨论。讨论内容：痉挛的定义、病因与分类，痉挛对功能活动等的影响，常用的康复评定，制定合理的康复目标、常用康复治疗方法以及治疗中的注意事项，康复护理的重要性等。

（二）根据讨论结果制定具体的康复治疗目标和治疗计划。

（三）学生每 2 人一组，进行角色扮演，一人扮演患者，一人扮演治疗师。模拟治疗师进行病史询问，进行康复评定和制定康复治疗的具体实施。

二、实训内容

（一）根据提供的案例了解痉挛的定义、病因与分类

1. 定义 Lance（1980）：痉挛属于上运动神经元综合征的运动障碍表现之一，是一种因牵张反射兴奋性增高所致的、以速度依赖性肌肉张力增高为特征的运动障碍，且伴随有腱反射的亢进。Pandyan（2005）：痉挛是一种由于上运动神经元损害所致的、感觉运动控制障碍，表现为间歇性或连续性的肌肉不随意激活。

2. 病因与分类 痉挛常见于中枢神经系统疾病，如儿童脑瘫、脑卒中、脑外伤、脊髓损伤、多发性硬化等。

根据病变部位不同分为：①脑源性痉挛；②脊髓源性痉挛；③混合性痉挛。

（二）采用相应量表对痉挛患者进行评定

1. 肌张力评定 Ashworth 痉挛量表、改良 Ashworth 量表。

2. 功能评定 关节活动范围测量、Berg 平衡量表、改良 Barthel 指数评分量表。

（三）根据患者的具体情况制定康复治疗目标及方案

痉挛的治疗目标：改善活动能力、ADL、个人卫生；减轻疼痛、痉挛；增加关节活动度、扩大关节活动范围；增加矫形器佩戴的合适程度，改善矫形位置，提高耐力；改变强迫体位、改善在床或椅上体位摆放，让患者自觉舒适；消除有害的刺激因素，预防褥疮发生或促进更快愈合，使护理更容易；预防或减轻与肌张力异常有关的并发症如挛缩等，延迟或避免外科手术；最终提高患者及其照顾者的生存质量。

1. 康复治疗

（1）消除加重痉挛的诱发因素：常见的诱发因素包括尿潴留或感染、严重便秘、皮肤激惹如褥疮，或外界感觉刺激增强如不合适的支具和尿袋等。

（2）正确的体位与坐姿

①正确的体位：保持良姿位或抗痉挛体位，避免各种可以加重痉挛的体位。

②正确的坐姿：目的都是保持骨盆稳定，不会倾斜，微微前倾，这样脊柱可保持腰椎前屈、胸椎后屈和颈椎前屈，髋通常维持在 90°，膝和踝通常为 90°。

（3）物理治疗

①神经发育技术：如 Bothath 技术中的控制关键点和反射性抑制，PNF 技术中的上肢伸展模式、下肢屈曲模式，Rood 技术中的缓慢牵拉、肢体负重，Brunnstrom 技术中的紧张性颈反射和紧张性迷路反射等。

②手法治疗：被动牵伸、关节负重、肌腱挤压、轻刷和振动等。

③功能性活动训练：床上翻身动作、坐位 / 立位平衡的维持、站起和步行训练等；进行痉挛肌的拮抗肌肌力训练。

④物理因子治疗：功能性电刺激、生物反馈、温度刺激和超声波等疗法。

（4）矫形器的制作与应用：矫形器可将痉挛的肢体固定在休息位或功能位，将挛缩的危险降到最小。

2. 药物治疗

（1）全身用药：下列情况下应首选口服抗痉挛药物治疗：①患者伴有痉挛性疼痛，睡眠减少，癫痫发作和张力异常。②所有肌群均可见无选择性的动作，伴有认知障碍的患者。③四肢瘫患者。口服抗痉挛药物有巴氯芬、替扎尼定、地西泮等，其中巴氯芬最常用。

（2）神经传导阻滞（包括运动点阻滞）：当一组肌群的痉挛或同一神经支配区域的数块肌肉出现肌痉挛，可考虑选用可逆的局部麻醉药物或作用时间较长的乙醇类等进行肌肉内注射（神经肌肉阻滞）或支配神经附近处注射（神经周围阻滞），以降低肌痉挛。

（3）肉毒毒素注射：肉毒毒素作用于周围运动神经末梢、神经肌肉接头即突触处，抑制突触前膜对乙酰胆碱的释放，引起肌肉松弛性麻痹，即化学去神经作用。

3. 手术治疗 处理痉挛很少需要外科手术，除了部分严重或症状持久以及肌肉固定、挛缩的患者。

【实训报告】

根据本章节提供的患者案例，写出本次实训报告。

实训报告要求：①实训目的与要求；②实训所需仪器设备；③实训步骤和内容：重点记录康复评定方法及评定结果，康复治疗目标和具体治疗方案；④注意事项；⑤实训体会。

思考题：

1. 痉挛的治疗目标有哪些？
2. 痉挛常用的康复治疗措施有哪些？
3. 试述痉挛处理的“七阶梯方案”。

附案例:

陈某某,男性,21岁,因"车祸致四肢麻木乏力3月余"入院。

患者于2016年5月3日突发车祸后头颈部疼痛,四肢麻木感、不能活动,无意识不清、言语障碍,无恶心、呕吐等症状。立即送往当地医院行急诊CT提示"C_{5-6}骨折,C_4、C_5椎前骨桥形成、右肺挫伤、右侧少量气胸"。入院清创缝合后入ICU,于2016年5月4日在全麻下行"颈前路减压植骨融合内固定术",术后予营养神经、止血、预防性抗感染等治疗,患者双上肢可有动作。为求进一步康复治疗入我科。起病以来,患者精神、食欲、睡眠可,大小便控制不佳,体重较前减轻(具体不详)。

既往体健,个人史、家族史无特殊。

查体:神清,颈前可见长约6cm弧形手术瘢痕,愈合良好。双上肢肌张力下降,双下肢肌张力增高。屈肘肌力左侧4级,右侧4级;伸腕肌力左侧1级,右侧1级;伸肘肌力左侧2级,右侧2-级;中指屈指肌力左侧0级,右侧0级;小指外展肌力双侧0级;屈髋、伸膝、屈膝、踝背屈、踇趾背伸、踝跖屈肌力双侧0级。右侧自C_6平面始浅感觉减退,左侧自C_5平面始浅感觉减退。双上肢腱反射减弱,双下肢腱反射亢进,双侧踝阵挛阳性,双侧病理征未引出。肛周感觉消失,肛门反射消失,肛门深压觉存在,肛门括约肌无自主收缩。功能状态:可独立完成双侧翻身,卧坐转移、坐站转移不能完成,无坐位平衡及站位平衡,可在佩戴下肢伸膝支具下平衡杠内站立,ADL大部分依赖。

临床诊断:颈髓损伤(恢复期)

问题:

1. 该患者双下肢肌张力增高,属于哪一种类型的痉挛?作为康复治疗师,应该对该患者进行哪些康复评定?

2. 在处理患者痉挛的治疗中,应该注意哪些问题?

3. 根据康复评定结果,如何制定康复治疗目标及治疗方案和措施?

(胡昔权 李莉莉)

第四节 植物状态康复

【实训目的】

通过本章节实训课程,使学生进一步加深对植物状态(vegetative state,VS)的康复评定及康复治疗方法的认识、理解和掌握,学习针对实际案例进行分析评估,制定合理有效的康复治疗目标及具体的康复治疗计划。要求如下:

1. 掌握植物状态的定义、诊断标准;植物状态的康复治疗目标、康复治疗措施。

2. 熟悉植物状态的临床表现、主要特征;植物状态的诊断、鉴别诊断;VS评分标准、疗效评定标准。

3. 了解植物状态的流行病学、病因病理;植物状态辅助检查、脑干反射检查的内容;植物状态治疗的进展。

【评定用具与量表】

1. 棉签、叩诊锤、手电筒、带光亮的镜子、塑料杯、网球(黄色)、笔、纸等。

2. VS 评分标准 1996、VS 评分标准 2001、VS 评分标准 2011。

3. 植物状态患者案例的简要病历。

【实训方法和内容】

一、实训方法

(一) 指导学生分组对本章节提供的植物状态案例患者进行分析讨论。讨论内容:植物状态的定义、临床表现、诊断标准、鉴别诊断,康复评定、康复目标、常用康复治疗方法,康复护理的重要性等。

(二) 根据讨论结果制定康复治疗目标和治疗计划。

(三) 学生每 2 人一组,进行角色扮演,一人扮演患者,一人扮演治疗师。模拟治疗师进行病史询问,进行康复评定和制定康复治疗的具体实施。

二、实训内容

(一) 根据提供的案例了解植物状态的定义、临床表现、诊断与鉴别

1. 定义 VS 是由于大脑半球严重损害,皮质功能丧失而脑干相对完好,处于皮质下生存的一种临床综合征。其主要特征是对自身和外界环境的认知功能完全丧失,但能睁眼、有睡眠-觉醒周期、下丘脑与脑干功能基本保存。

2. 临床表现 ①思维活动丧失;②不会说话,也不能理解他人语言;③不能随意运动,不遵嘱动作,但对痛刺激可有逃避反应;④存在睡眠 - 觉醒周期,表现为间歇性的觉醒;⑤觉醒时能睁眼,眼球可无目的地移动;⑥主动进食功能丧失,有些患者可有吞咽和咀嚼动作;⑦大小便失禁。

3. 诊断与鉴别

(1) 诊断:①认知功能丧失,无意识活动,不能执行指令;②保持自主呼吸和血压;③有睡眠 - 觉醒周期;④不能理解或表达语言;⑤能自动睁眼或在刺激下睁眼;⑥可有无目的性眼球跟踪运动;⑦下丘脑及脑干功能基本保存。VS 必须持续 1 个月以上方可诊断为 PVS。

(2) 鉴别诊断:VS 必须和其他缺乏反应的状态如昏迷、脑死亡等相鉴别,最重要的是和闭锁综合征相区别。

(二) 采用相应量表对植物状态患者进行评定。

VS 评分标准 1996、VS 评分标准 2001、VS 评分标准 2011。

(三) 根据患者的具体情况制定康复治疗目标及治疗方案:

康复治疗目标:①促进意识好转,尽可能争取意识恢复;②促进功能恢复,改善生存质量;③防治各种并发症,阻止病情恶化。

1. 基本康复治疗

(1) 康复护理措施:床上良肢位的摆放、睡气垫床、定期翻身与拍背并指导体位排痰引流、口腔护理、气管切开护理与气道的管理、鼻饲管或胃造瘘管的管理、大小便护理等。

(2) 物理因子治疗:脑部超声波、碘离子导入,应用低频脉冲电流刺激四肢肌肉以防肌肉萎缩等。

（3）功能训练：各关节被动活动、牵拉易于缩短的肌肉与软组织，必要时应用矫形器固定关节于功能位。一旦病情允许即安排站立斜床训练，鼓励患者坐轮椅，尽早处理肌肉痉挛等。必要时行吞咽训练，如吸吮训练、咽部冰刺激、反复诱发吞咽反射等。

2. 营养支持治疗 足够的营养支持是患者康复的基本条件。

对吞咽障碍明显或完全不能吞咽的VS患者需管饲高蛋白、高热量、高维生素、低脂肪、易消化流质饮食。每日进食总量为3000~4000ml，每2~3小时管饲1次，也可以匀速缓慢滴入胃管中，以满足每日能量需要。注意在两餐之间补充水分。

对无吞咽障碍或轻度吞咽障碍的患者给予清淡、易消化、营养丰富的半流质或糊状食物，少量多餐，避免过饥或过饱。

3. 感觉刺激治疗 最常用的是为VS患者提供系统和经常的视、听、嗅、味等感觉刺激。临床上已普遍应用。

4. 神经刺激治疗 包括以下两种方式的电刺激。

（1）深部刺激法：丘脑电刺激、脑干中脑电刺激、小脑电刺激等，近来高颈髓后索电刺激应用较为广泛。

（2）周围神经刺激法：如用低周波功能性电刺激（FES）持续刺激双下肢或上肢如正中神经。

5. 药物治疗 一些具有促进脑细胞代谢、改善脑血液循环、活化与营养神经细胞等作用的药物，可能有助于苏醒及神经功能障碍的恢复。此外，新型的神经营养药物如神经节苷脂（GM-1）、神经生长因子（NGF）等，催醒药物如多巴胺类药物、非特异性阿片受体拮抗剂等可在临床上试用。

6. 高压氧治疗 高压氧已被认为是长期昏迷或VS患者催醒的重要手段之一，VS患者建议常规使用。

7. 中国传统疗法 如针灸、按摩、中药等。

8. 手术治疗 脑外伤后继发性脑积水是加重意识障碍、导致长期昏迷的原因之一。脑积水的诊断一旦确定，特别是脑室呈进行性扩大者，应尽早行脑脊液分流术，如侧脑室-腹腔分流术等。

9. 家庭/社区康复 部分患者在生命体征平稳后，可能需要回到家里或社区继续康复，这时医务人员应定期随访，指导康复治疗的方法，使患者能及时得到继续治疗。

在上述众多的VS治疗方法中，目前仍然是以加强护理、维持营养和防治并发症为主。在促进功能恢复，特别是促醒方面依然是一个探索中的问题，尚无特异性治疗方法。良好的基础治疗是维持患者生存、保持患者功能的关键，通过基础治疗，使患者达到或接近正常生理状态。在此基础上行促醒治疗，两者相辅相成，不可偏废。

【注意事项】

1. 注意药物治疗与康复治疗的配合。
2. 训练要循序渐进，注意预防各种并发症。

【实训报告】

根据本章节提供的患者案例，写出本次实训报告。

实训报告要求：①实训目的与要求；②实训所需仪器设备；③实训步骤和内容：重点记录康复评定方法及评定结果，康复治疗目标和具体治疗方案；④注意事项；⑤实训体会。

思考题：

1. 1996 年我国制定的植物状态诊断标准是什么？
2. 植物状态的康复治疗目标有哪些？
3. 植物状态常用的康复治疗措施有哪些？

附案例：

曾某某，女性，61 岁，因“意识不清 1 年余”入院。患者于 1 年余前无明显诱因突发口吐白沫、呼之不应，伴小便失禁，就诊于海口市人民医院，急诊查头部 CT 示脑出血，立即行开颅动脉瘤夹闭 + 脑室外引流术及气管切开术。术后入住 ICU 监护，1 周后可睁眼但意识未转清。后因脑积水行脑室 - 腹腔分流术。经相关药物治疗，1 月后患者意识状态有所好转，可正确执行闭眼、点头、摇头等简单指令。后患者出现持续癫痫发作后意识状态变差，予相关处理后仍意识不清。近 1 年先后在多家医院行康复治疗，患者意识仍未转清。现为进一步康复治疗入我科。起病以来，患者精神状态欠佳，留置鼻饲管、气管套管，大小便失禁，体重下降约 10kg。

既往有高血压病史 7 年，收缩压最高达 180mmHg，近 4 年规律服药，家属诉血压控制尚可。

查体：留置胃管、气管套管，右侧额颞部颅骨缺损、脑组织凹陷。PVS 评分 2 分（左下肢不自主运动）。双侧瞳孔等大等圆，直径 2.0mm，对光反射灵敏，无眼震。双侧角膜反射正常，张口伸舌不能。粗测左上肢屈伸肘、屈指肌张力 MAS 1 级，右上肢屈伸肘肌张力 MAS 1+ 级，屈腕、旋前肌张力 MAS 3 级，屈指肌张力 MAS 2 级；双下肢内收肌张力 MAS 1 级。右肩关节活动受限，肌力检查不合作。双侧腱反射亢进，右侧踝阵挛阳性，双侧吸吮反射阳性，左侧掌颌反射阳性，双侧 Rossolimo 征阳性，双侧 Babinski 征、Chaddock 征阳性。功能状态：各项转移均不能完成，无坐位平衡及站位平衡，ADL 均完全依赖。

临床诊断：

1. 脑出血（术后后遗症期）
2. 脑积水（脑室 - 腹腔分流术后）
3. 继发性癫痫
4. 高血压 3 级（极高危）

问题：

1. 此例患者目前考虑最可能处于哪种状态？
2. 根据康复评定结果，如何制定康复治疗目标及治疗方案和措施？
3. 在康复治疗中，应该注意哪些问题？

（胡普权）

附:

《神经康复学》实训报告

20　—20　学年　　第　学期

学科 神经康复学	课题 ________	带教教师 ________	职称 ________	学时 ________
实训时间 ________	地点 ________	班级 ________	姓名 ________	学号 ________

一、实训目的与要求
二、实训所需仪器、设备
三、实训步骤和内容
四、注意事项
五、实训体会
六、教师考核及评语
七、备注